患者さんの笑顔を最大限引き出す

前歯部アライナー矯正
導入・実践編

監 著　長尾龍典／岩城正明／新井聖範
著 者　五十嵐一／鈴木仙一／脇田雅文／森本太一朗
　　　　池田 寛／石井宏明／大槻克彦／落合久彦／小野瀬弘記／川口和子／
執筆協力者　庄野太一郎／中島航輝／長谷川孝／林 昭利／村松弘康

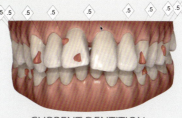
CURRENT DENTITION

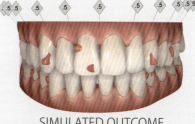
SIMULATED OUTCOME

クインテッセンス出版株式会社　2019
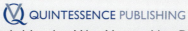

Berlin, Barcelona, Chicago, Istanbul, London, Milan, Moscow, New Delhi, Paris, Prague, São Paulo,
Seoul, Singapore, Tokyo, Warsaw

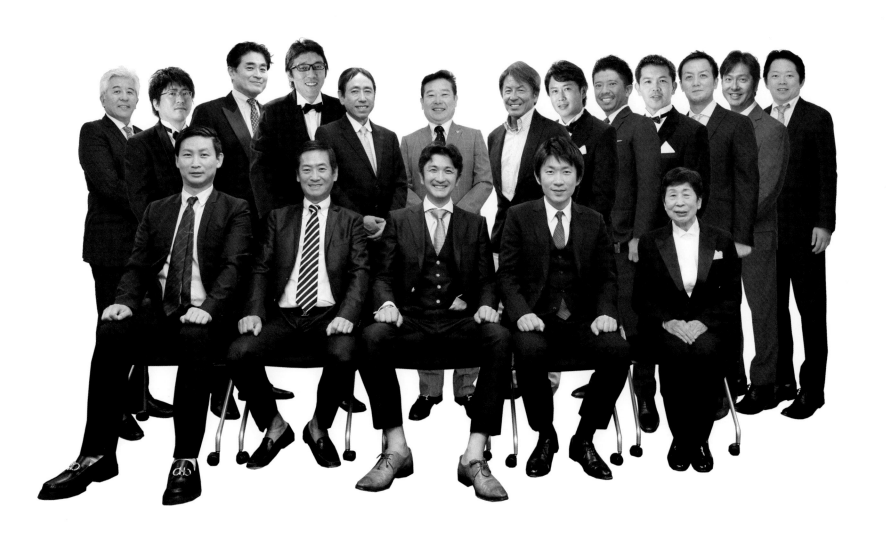

刊行にあたって

近年、インビザラインを筆頭に「透明矯正」「マウスピース矯正」なる用語を目にする機会が増加し、さらに最新のアルゴリズムでの分析や各種口腔内スキャナーの進化により、一層親しみのある治療法になってきました。そこに2018年春ごろ、アライン・テクノロジー・ジャパン株式会社から「インビザラインGoシステム」が発表、導入され、矯正専門医ではない一般歯科医師にも日常臨床において"矯正"というオプションを追加しやすくなりました。

本システムは、基本的に3～5か月で終了するため、患者さんの時間的な負担を軽減でき、費用も従来法に比べて安価に設定できる点など、今まで矯正治療を躊躇していた層にもハードルが低くなっています。もちろん、本システムは、口腔内をスキャンまたはシリコン印象採得し、メーカーに送れば分析・製作してもらい、それを患者さんに装着してもらえば良いというような安易な治療法ではありません。「該当患者さんが20時間以上装着を約束してくれる方かどうか」「既存の歯冠補綴装置などアタッチメントを付与しがたい歯があるのか」「口腔内清掃状態はアライナーに適しているか」「叢生などの不正咬合の程度が治療許容範囲内にあるのか」などを考慮してはじめて良好な結果が得られることになります。

そこで、本書では、本システムの導入から症例選び、治療中の留意点など、この治療法を有用なものにする一助となるよう編纂しましたので、臨床にお役立ていただければ幸いです。

最後に執筆の機会を与えてくださった、アライン・テクノロジー・ジャパン株式会社代表取締役の松本貴嗣氏、クインテッセンス出版株式会社会長の佐々木一高氏に深謝申し上げます。

2019年7月吉日

JAID会長、いわき歯科医院

岩城正明

CONTENTS

本書を読み解くためのキーワード……6

PART 1

前歯部アライナー矯正を
はじめるにあたって

アライナー矯正とは……8

前歯部アライナー矯正システムについて……9

前歯部アライナー矯正システムの適応症……10

全顎アライナー矯正との違い……11

前歯部アライナー矯正システムの治療の流れ……12

PART 2

咬合状態をベースとした
治療難易度レベル別症例

臨床プロトコル……14

本症例欄の理解をより深めるために……15

CASE1 　上下前歯の出っ歯……16

CASE2 　下顎前歯のほんのわずかな後戻り……20

CASE3 　上顎前歯の翼状捻転……23

CASE4 　前歯が1本逆に咬んでいる叢生……28

CASE5 　昔、矯正したのに前歯の隙間が気になりだしたケース……31

CASE6 　出っ歯でガタガタ、ワイヤー矯正から変更したケース……34

CASE7 　ワイヤー矯正からの変更、前歯部及び臼歯部補綴治療……38

CASE8 　上顎前歯の隙間をともなう出っ歯……42

CASE9 　欠損部インプラント埋入スペースメイキングのための矯正……46

CASE10 　上顎前歯の出っ歯と下の前歯の叢生……52

CASE11 　上顎前歯の出っ歯で隙間のある叢生……56

CASE12 　下顎臼歯部補綴治療のための歯のポジション矯正……59

CONTENTS

PART 3

患者さんとのコンサルテーションに役立つ
前歯部アライナー矯正 Q&A

Q1 前歯部アライナー矯正の使い方は難しい？……64

Q2 痛みはあるの？……65

Q3 本当にマウスピースだけで動くの？……66

Q4 しゃべりにくくはない？　人からは見えない？……67

Q5 寝ている間にはめるだけでいい？……68

Q6 前歯だけの矯正ってできるの？……69

Q7 アライナーが割れたり壊れたりすることはないの？……70

Q8 シミュレーション通り歯が動かないことはある？……71

Q9 アライナーによる矯正をすることでどんなメリットがあるの？……72

Q10 アタッチメントはつける必要があるの？……73

Q11 アタッチメントがとれてしまった場合はどうするの？……74

Q12 日頃どのようなお手入れすればいいの？……75

Column

iTero エレメント導入で患者さんのモチベーションが格段にアップ！……27

iTero エレメントの機能を使いこなすことでさらに便利に……41

ボルトン分析をしなかったらどうなる？……45

う蝕があっても矯正はできる？……51

嘔吐反射の強い患者さんへの対処法……62

本書を読み解くためのキーワード

ケース アセスメント（症例評価サポート）

アライン・テクノロジー社（以下、アライン社と略）が提供する「インビザライン Go システム」では治療を開始するにあたり、ケース アセスメントとしてその症例の治療難易度を事前に評価することをサポート。スマートフォンなどで提供される専用アプリを用いて患者の写真資料を採得後、アップロードし主訴を選択すると、難易度が提示され、インビザライン Go システムによる治療を行うかどうかの目安とすることができる。

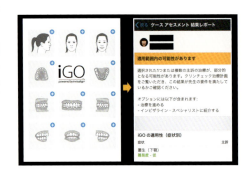

クリンチェック・ソフトウェア

アライン社が提供する治療計画確認・承認用のソフトウェア。送付資料をもとにシミュレーションされた治療計画を、PC ウェブサイト上で同ソフトウェアにより歯の移動程度を 3 次元的に段階を追って確認することができる。必要に応じて修正し、計画内容を承認すると、実際のアライナーが作製される。

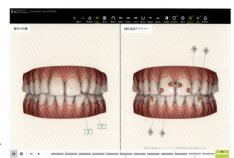

歯科矯正用治療支援プログラム
（製造販売承認取得済）

IPR（歯間削合）

歯列不正を改善するにあたり歯牙移動のためのスペースが必要な場合には、歯間部をわずかに削合（ディスキング）することにより空間を確保する（IPR：Interproximal Enamel Reduction）。クリンチェック・ソフトウェアによるシミュレーション結果をもとに、どのステージでどれだけの IPR の量が必要かは計画され、明示されているため、それに従いダイヤモンドストリップスなどで適切に行う。

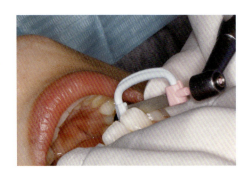

アタッチメント

インビザライン Go システムではシミュレーション結果に基づき、アライナーの矯正力が適切にかかるよう、自動で設計された形状のアタッチメントと呼ばれるボタン状の小さな突起物を必要に応じて歯面に設置する。設置用のテンプレートも準備され、光重合型コンポジットレジンを使用し歯面に装着することができる。

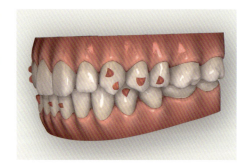

PART 1

前歯部アライナー矯正を
はじめるにあたって

PART1　前歯部アライナー矯正をはじめるにあたって

アライナー矯正とは

　近年、矯正用ブラケットやワイヤーを歯牙に固定装着し、術者主導のもと行う矯正治療とは異なり、術者及び患者による可撤式マウスピース型矯正装置「アライナー」を用いた治療法が普及しつつある。アライナー矯正とは、治療ゴールをあらかじめシミュレーションし、各患者用にカスタムメイドされた複数枚のアライナーを順次使用することで、歯に持続的な弱い矯正力を加えて歯牙移動を達成する治療法であり、広義の床矯正治療でもある。これまでも可撤式のマウスピース型矯正治療は行われてきているが、その多くは、歯科技工士によるハンドメイドのセットアップモデルに基づく診断及び装置の作製のため、手間もかかり、ともすればモデル作製時点で誤差も生じる可能性もある。

　そこで近年、デジタルテクノロジーの目覚ましい発展にともない、現在までに研究された歯科矯正の原理を踏まえ、蓄積されたビッグデータの解析をもとにマウスピース型矯正治療専用のデジタルソフトウェアが開発されてきている。専用デジタルソフトウェアによって、ハンドメイドであった従来の工程をソフトウェア上で正確にシミュレーションすることが可能となり、歯の動く量が計算され、ビッグデータにより洗練されたコンピュータアルゴリズムによって歯は動くこととなる。口腔内スキャナーを使用すればモデルレス（印象操作・作業模型作製不要）でアライナーを作製することも可能である。治療装置が透明で可撤式であることは患者にとって大きな福音であり、矯正治療に対するさまざまなハードルが下がることとなる。またわれわれ術者にとっても恩恵となり得る。

　アライナー矯正は、歯列不正の改善を目的とすることは元より、矯正治療に対する患者や術者の諸負担が軽減することで、修復・補綴治療の前処置としての選択肢も増え、理想とする治療ゴールのために、より包括的な治療を行える治療方法でもある。

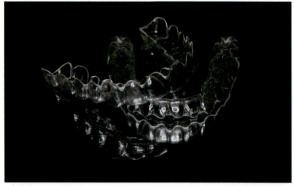

デジタルソフトウェアによりシミュレーションされ作製される「アライナー」。透明で可撤式である装置は治療の選択肢を大きく広げる。

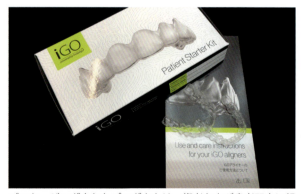

パッケージングされたプロダクトは、術者および患者双方に親しみやすく、治療の導入から一連の過程を円滑に行いやすいものとなっている。

前歯部アライナー矯正システムについて

　前歯部アライナー矯正システムは、アライン社が提供するソフトウェアによる診断のもと治療ゴールをあらかじめシミュレーションし、複数枚のアライナーを作製、1〜2週間毎に順次交換して使用することにより、歯列矯正を行う方法である。
　主な特徴は以下のとおりである。
・食事や歯磨きの際など、常に取り外し可能な可撤式矯正装置である。
・アライナー自体は透明で装着していても目立ちにくく、会話も可能である。
・持続的に弱い矯正力を加えて、歯を最終位置まで、少しずつ移動していく。
・1日20時間以上装着し、1〜2週間に一度アライナーを交換する。1週間ごとにアライナーを交換すると、最大20ステージで治療終了まで約5か月程度で終了する。

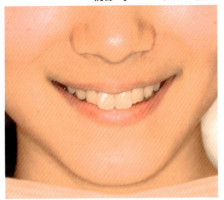

初診時　（CASE1より）

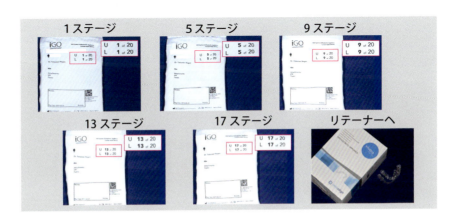

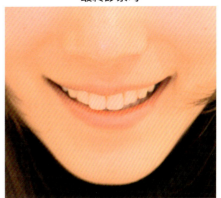

最終診察時

PART1 前歯部アライナー矯正をはじめるにあたって

前歯部アライナー矯正システムの適応症

　前歯部アライナー矯正は左右第二小臼歯間を治療対象とする矯正治療システムである。適応症としては前歯部正中離開や左右第二小臼歯間における空隙歯列、叢生、矯正治療後の後戻りの改善などが該当し、修復・補綴治療を行う上でのスペースの改善等にも適応することが可能である。また、可撤式で目立ちにくい透明タイプの装置を用いた同システムは、従来のワイヤー矯正に対して審美的理由などから敬遠していた患者などにも有用となる。

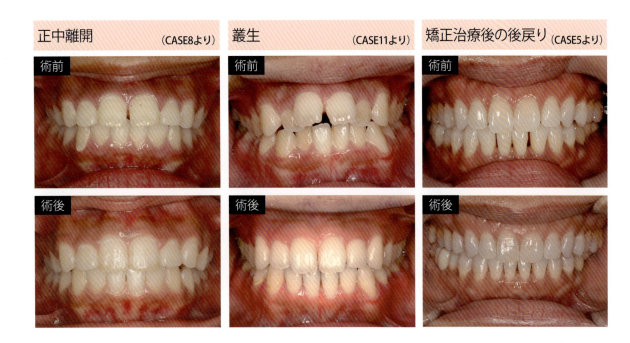

全顎アライナー矯正との違い

　前歯部アライナー矯正システムの場合は、左右第二小臼歯間に適応症を限り、臼歯の咬合関係の改善や A-P（前後的）関係の改善は治療対象としない。全顎アライナー矯正と異なり、アライナーの製作を 20 枚以内で治療ゴールの設定を行うため、短期間での治療が可能となる。患者の主訴が前歯部アライナー矯正システムの適応である場合には、従来より治療の選択肢が増えることとなる。

	前歯部アライナー矯正	全顎アライナー矯正
アライナー数	最大 20 ステージまで	制限なし
歯牙の移動範囲	第二小臼歯間の 歯牙の移動に限定	制限なし
A-P（前後的）関係改善	対象外	医師の診断により決定
追加アライナー	追加アライナー 2 回まで （3 回目以降有償）	回数制限なし
追加アライナー作製の 対応期間	最初のアライナー発送より 2 年間	最初のアライナー発送より 5 年間

*アライン社 2019 年 7 月現在の情報をもとに新井改変

PART1 前歯部アライナー矯正をはじめるにあたって

前歯部アライナー矯正システムの治療の流れ

治療の流れは、①矯正相談、②写真資料採得（顔貌および口腔内写真）によるケース アセスメント（適応症例のスクリーニング）、③印象採得（PVS 印象）および処方書を作成し送付、④クリンチェックにて治療計画の確認・修正、⑤治療計画説明・承認、⑥治療開始、⑦ IPR（歯間削合）、⑧アタッチメント付与、⑨モニタリングチェック、⑩動的治療終了、⑪保定である。なお、アライン社からは一連の過程で使用する専用のソフトウェアが提供されている。上記②はお手持ちのスマートフォンなどを使用して行えるケース アセスメント用アプリ＊内にて可能であり（PC サイトでも可）、③及び④に関しては PC サイト上にてソフトウェア＊＊ を使用して行うことができる。

＊Invisalign Photo Uploader
＊＊IDS ウェブサイト上、およびクリンチェック・ソフトウェア

① 矯正相談
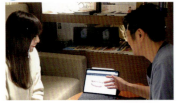

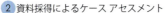
② 資料採得によるケース アセスメント
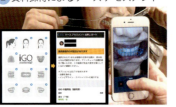

③ 処方書作成・送付
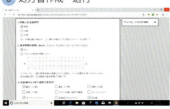

④ クリンチェック治療計画・承認
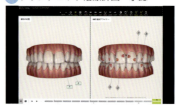

⑤ 治療計画の説明・承認
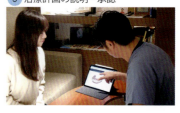

⑥ 治療開始
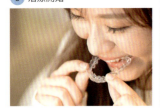

⑦ IPR（歯間削合）
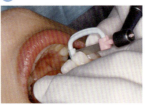

⑧ アタッチメント付与
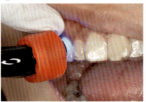

⑨ モニタリングチェック
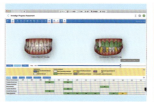

⑩ 動的治療終了
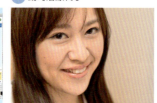

⑪ 保定
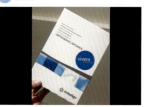

PART **2**

咬合状態をベースとした
治療難易度レベル別症例

臨床プロトコル

ここでは、次のプロトコルを用い、軽〜中程度の審美的な歯並びの問題を改善する

歯牙移動範囲	第二小臼歯（5－5）間
改善可能ディスクレパンシー量 およびクロージング量	7mm以内
アーチ拡大可能量	4mm以内
改善可能バイト （過蓋咬合および開咬）	5mm以内（片顎2.5mmずつ）
正中線の移動量	1mmまで
臼歯の咬合関係 および前後的関係の改善	できない

＊アライン社2019年7月現在の情報をもとに長尾改変

本症例欄の理解をより深めるために

咬合状態をベースとした治療難易度レベル一覧表

歯科治療全般において咬合を安定させることがとても大切である。治療をすすめるにあたり、矯正と咬合の双方を考えながら治療する必要がある。とくに前歯部アライナー矯正の場合、臼歯関係が変更できない。右図に示した一覧表では一般開業医の先生方にわかりやすいように、まずは咬合の安定から考えていただきたいと思う。咬合が安定したうえで、前歯部アライナー矯正ではとくに犬歯の動きに時間かかるため、動かしやすいケース順にレベルを設定してみた。数字のもっとも低いものが難易度の易しい症例となっている。

咬合状態をベースとした治療難易度レベル一覧表

矯正 \ 咬合状態	咬合調整でICP＝CRが可能なケース	咬合調整が必要でICP≠CR	大臼歯補綴治療あり
犬歯傾斜なし	難易度レベル **1a** ⇒詳しくはCASE1〜7を参照	難易度レベル **1b** ⇒詳しくはCASE 8を参照	難易度レベル **2b** ⇒詳しくはCASE12を参照
犬歯近心傾斜あり	難易度レベル **1c** ⇒詳しくはCASE9〜11を参照	難易度レベル **2a**	難易度レベル **2c**
犬歯遠心傾斜	難易度レベル **3a**	難易度レベル **3b**	難易度レベル **3c**

ボルトン分析

ボルトン分析とは、上下顎それぞれの歯の幅径の合計が歯列アーチ上に並ぶのかどうかを分析する方法である。ボルトン分析で著しく数値の差異が出ていると上下顎アーチの大きさに差があるということになるので、矯正の難易度が格段に上がる。その場合、全顎矯正または専門医への紹介をお勧めする。筆者（長尾）は審美的な歯の大きさのバランスを決定する際、歯を歯列弓内の最適な状態で配列し、前歯部の歯列を1級にするためにボルトン[16, 17]の上下顎前歯部幅径の合計平均比率0.772を用いて、IPR（歯間削合）なしで前歯部の歯列改善が可能かどうか診るだけでなく、臼歯関係の補正を前歯部のIPRで可能かどうかを判断するのにも使用している。

表1　ボルトン分析の一例

ボルトン分析

	右3	2	1	1	2	左3	合計
上顎	7.8	6.9	8.8	8.8	6.9	7.8	47
下顎	6.9	5.9	5.4	5.4	5.9	6.9	36.4
						0.772	0.774

PART2 咬合状態をベースとした治療難易度レベル別症例

CASE 1 難易度レベル 1a 上下前歯の出っ歯

治療回数：計 13 ステージ

● 初診時

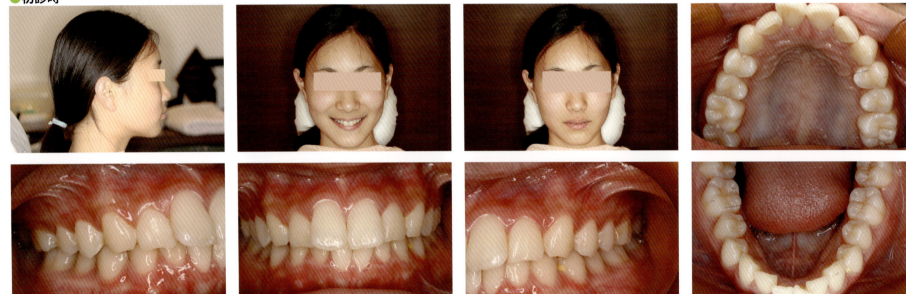

図 1-1　初診時 17 歳 8 か月、女性。前歯部の突出感の改善を主訴に来院。

初診時：17 歳 8 か月、女性
主訴：前歯部の突出感の改善。
診断：上顎前歯部および下顎前歯部に叢生を認める。
治療計画：表 1 のボルトン分析の結果、上下顎前歯部の歯牙幅径のバランスは悪くないことがわかる。臼歯関係は 1 級のため、前歯部叢生の改善を抜歯・非抜歯のどちらで行うか診断する。今回は側貌感から非抜歯で治療し犬歯・小臼歯部の拡大と審美的な Overjet・Overbite の確保のため、下顎前歯部の IPR にて治療を行う。前歯部の突出感が骨格全体によるものなのか？

表 1　ボルトン分析

	右3	2	1	1	2	左3	合計
上顎	8.0	7.8	8.6	8.8	8.1	8.1	49.4
下顎	6.8	6.6	5.7	5.7	6.3	7.0	38.1
						0.772	0.771

●シミュレーションにもとづいて治療計画の手順を確認

1. 治療前の咬合状態（バイトセット） → 2. 最終位置（咬合と配列） → 3. IPR（歯間削合） → 4. アタッチメントとアライナー機能 → 5. 承認

クリンチェック項目
最初の位置で表示されている3Dモデルが患者の咬合と一致しているか？

クリンチェック項目
・患者の主訴が改善されているか？
・審美的結果と咬合に問題はないか？
・患者と最終位置に満足しているか？

クリンチェック項目
・IPRが計画されている部位、量は適切か？
・先生の具体的な指示に従っているか？

クリンチェック項目
現在設置されているアタッチメントで、補綴歯や審美的理由などで、除去を希望するアタッチメントはないか？

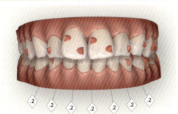
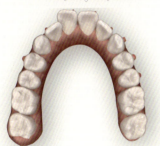
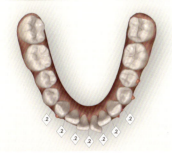

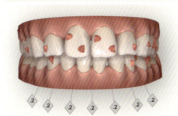
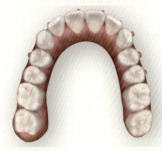
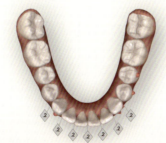

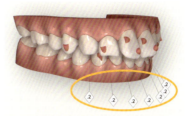
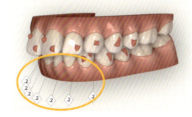

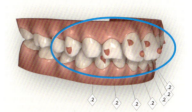
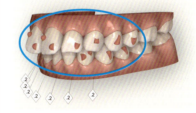

術者の診断コメント
顎位のズレのない患者であったため、ICPでの咬合採得を行った。ここでバイトのズレがあるとゴール設定が大きく狂ってしまうため、注意が必要である。

術者の診断コメント
中切歯2本の前突感が主訴であることがわかったため、前歯をどの位置まで並べたいか、ヒアリングした治療結果に移動させられるかどうかを確認する。

術者の診断コメント
より審美的に、また補綴学的安定性を得やすくするため、矯正的犬歯1級関係よりもOverjet・Overbiteを少し深めに設定したいと考え、下顎のみIPRを最小限行った。

術者の診断コメント
患者はモデルを目指している方であったため、アタッチメントにはトランスルーセントのコンポジットレジンを選択した。アタッチメントをつけないという選択も可能であるが、回転をともなう移動には力がかかりにくくなり、治療期間に時間がかかる。今回は上下顎に歯冠の回転移動があったため、アタッチメント付与を選択した。

Point
口もとの美しさをプロデュースする際、犬歯をやや2級気味、もしくは前歯部のOverjet・Overbiteを少し深めに設定するとよいが、見た目だけでなくプラスその人に合った噛み合わせも考慮した治療を心がける。

図1-2　CASE1のクリンチェック分析。

PART2 咬合状態をベースとした治療難易度レベル別症例

● 治療終了時

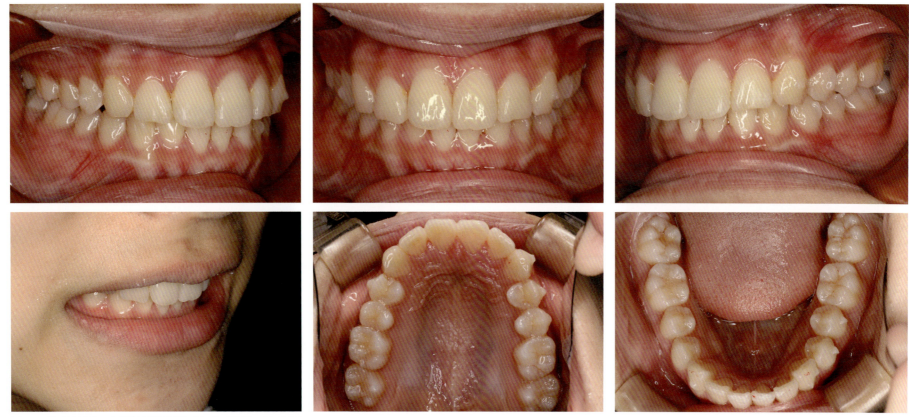

図1-3 治療終了時。中切歯の強調がなくなり、満足してもらえた。

　それとも歯列によるものなのか？　側貌をしっかりと観察し、患者との意思疎通を図ることが大切である。ここの認識がズレているとゴール設定が平行線をたどり患者とのトラブルになりかねない。

治療経過：治療回数は全部で13ステージだった。IPRは重なりがとれたステージで行うほうが歯の形態を損なわないため、下顎前歯部だけではあるがステージ1・ステージ4・ステージ9と分けて行った。

治療結果：本症例の患者はモデル活動をしながらの治療であたったため、事前にカメラマンと、どのくらいの距離感で、モデルのどの部分にフォーカスを当てて撮影を行うのかといった相談をし合いながら、必要が

● メインテナンス4年経過時

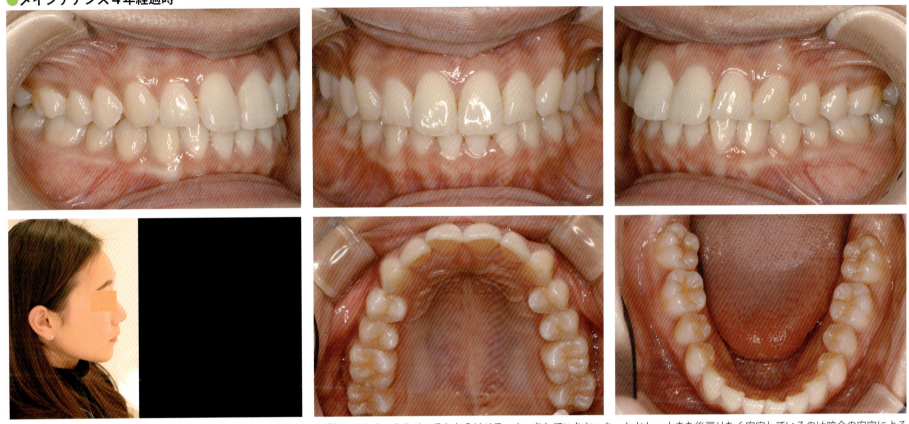

図1-4　メインテナンス4年経過時。矯正終了後1年目でリテーナーが割れてしまったため、それからはリテーナーをしていなかった。しかし、大きな後戻りなく安定しているのは咬合の安定によるところも大きいと思われる。

あればアタッチメントを除去する約束のもと、治療を行った。今回、選択したコンポジットレジンをトランスルーセントにしたことで、目立つことなく、最終まで除去することなく終了できた。審美的な笑顔をプロデュースする際、犬歯をやや2級気味、もしくは前歯部のOverjet・Overbiteを少し深めに設定することで、より審美的に見える傾向にある。しかし、患者の口腔周囲筋の動きや咬合平面の角度や垂直的・水平的な位置関係などの要素も深くかかわってくるため、審美眼と診断力を養っていただきたい。

PART2 咬合状態をベースとした治療難易度レベル別症例

CASE 2　難易度レベル 1a　下顎前歯のほんのわずかな後戻り

治療回数：計6ステージ

● 初診時

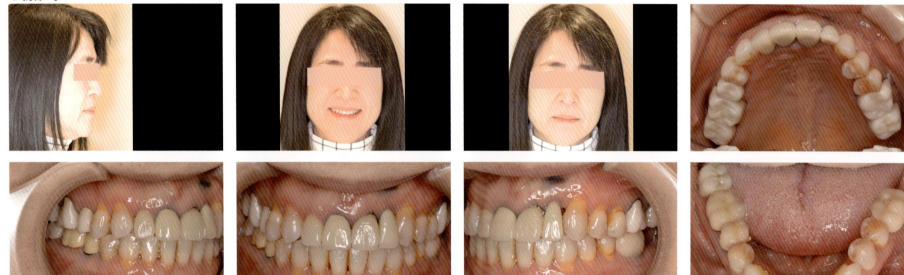

図2-1　初診時55歳1か月、女性。下顎の再矯正を主訴に来院。

初診時：55歳1か月、女性
主訴：下顎の再矯正。
診断：下顎前歯部に叢生を認める。
治療計画：保定装置の脱離による下顎前歯部のわずかなズレと前歯部のカップリングを治すこととなった。

治療経過：治療回数は全部で6ステージであり、リテーナーをしている感覚で矯正が行えるようにアタッチメント、IPRは設定せずに行うこととした。
治療結果：本症例は15年前に矯正治療およびインプラント治療を行った患者であった。

下顎前歯部がワイヤーにて固定されていたが、1̄が脱離しており、前方へ移動してきたのが気になりだしたとのこと、ワイヤー固定よりもマウスピースによるプロテクションスプリントを望んでいたことから、アライナー矯正を行い、治療終了後、プロテクションス

●シミュレーションにもとづいて治療計画の手順を確認

1 治療前の咬合状態（バイトセット） → 2 最終位置（咬合と配列） → 3 IPR（歯間削合） → 4 アタッチメントとアライナー機能 → 5 承認

クリンチェック項目
最初の位置で表示されている3Dモデルが患者の咬合と一致しているか？

クリンチェック項目
・患者の主訴が改善されているか？
・審美的結果と咬合に問題はないか？
・患者と最終位置に満足しているか？

クリンチェック項目
・IPRが計画されている部位、量は適切か？
・先生の具体的な指示に従っているか？

クリンチェック項目
現在設置されているアタッチメントで、補綴歯や審美的理由などで、除去を希望するアタッチメントはないか？

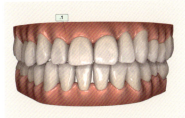
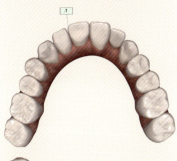
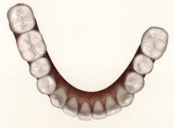

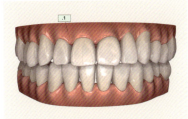
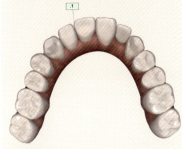
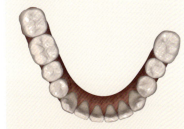

IPR なし

アタッチメント付与なし

術者の診断コメント
顎位のズレのない患者であったため、ICPでの咬合採得を行った。

術者の診断コメント
前歯部のほんのわずかなズレとカップリングが目的のため、下顎のみで行った。

術者の診断コメント
IPRは行わず、歯の移動のみで計画した。

術者の診断コメント
保定用リテーナーも兼用できるように、アタッチメントを付けずに行った。

Point
前歯部アライナー矯正で再矯正を行うことで、最終アライナーからリテーナーへの移行がスムーズに行うことができる。

図2-2 CASE2のクリンチェック分析。

PART2 咬合状態をベースとした治療難易度レベル別症例

● 矯正治療終了時

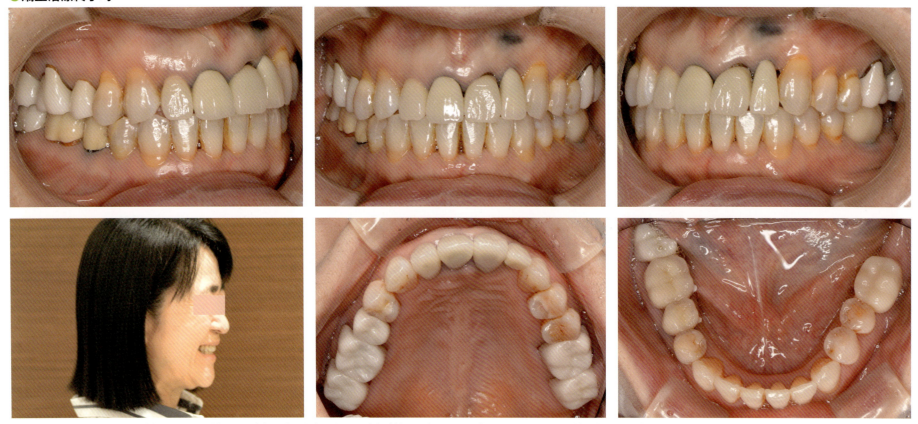

図 2-3 矯正治療終了時。前歯部アライナー矯正は臼歯部を動かさないため、咬合が著しく変わることがない。そのため、術前の咬合診査が大切となってくる。

プリントに移行する予定で治療をスタートした。
　咬合治療を行う際、プロテクションスプリントを継続装着してもらえるかが治療結果の長期安定に深くかかわってくるため、アライナー矯正はスプリントに慣れてもらうためにもたいへん有効である。
　本ケースではほんのわずかな修正のみの前歯部矯正だったため、IPR及びアタッチメントは設定しなかった。アタッチメントを設定しないことで動きがマイルドになるため、痛みもなく治療を行えて、患者満足度は非常に高い結果となった。痛みの感受性が強い患者にはアタッチメントを設定せずに行うことも1つのオプションとしてもっておくことも大切である。

CASE 3 難易度レベル1a　上顎前歯の翼状捻転

治療回数：計7ステージ

● 初診時

顔出し掲載許諾済

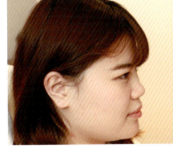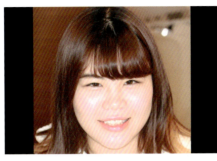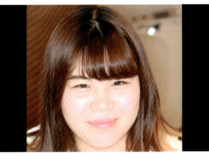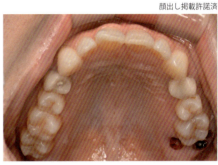
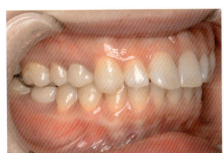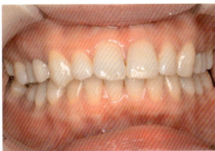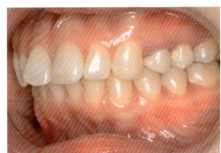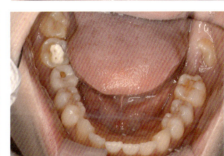

図3-1　初診時24歳10か月、女性。前歯部の翼状捻転の改善を主訴に来院。

初診時：24歳10か月、女性

主訴：前歯部の翼状捻転の改善。

診断：上顎前歯部翼状捻転を認める。

治療計画：表1のボルトン分析の結果、上下顎前歯部の歯牙幅径のバランスは悪くないことがわかる。また、上下顎のアーチのズレもないため、翼状捻転の回復と前歯部のカップリングの改善を上顎IPRにて行う。

治療経過：治療回数は全部で7ステージだった。IPRはステージ1から行っても問題ないと判断し行った。

治療結果：本症例の患者はもともと4|4 と|6 が残根状

表1　ボルトン分析

	右3	2	1	1	2	左3	合計
上顎	8.54	6.92	8.77	8.70	6.93	8.73	48.59
下顎	6.91	6.12	5.79	5.75	6.14	6.92	37.63
						0.772	0.774

PART2 咬合状態をベースとした治療難易度レベル別症例

●シミュレーションにもとづいて治療計画の手順を確認

1 治療前の咬合状態（バイトセット） → 2 見落としがちなクリンチェックでの注意点

クリンチェック項目
最初の位置で表示されている3Dモデルが患者の咬合と一致しているか？

クリンチェック項目
1の治療とオクルーザルコンタクトの変化をみてもらい、クリンチェックだけではこれだけズレていることがわかる。確認する人によって、いまだ差が出てしまうのが現状であるため、ボタン1つで治療とまではいかない。

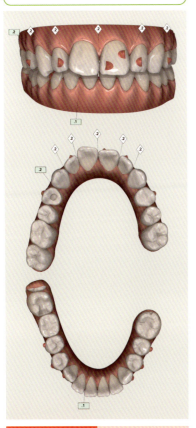

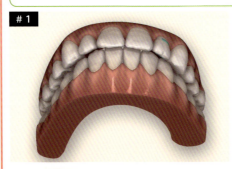

#1

術者の診断コメント
「矯正はしたいが痛いのは嫌だ」「時間がかかるのは嫌だ」と患者の要望があったため、まずアタッチメントなしでの計画を行った。

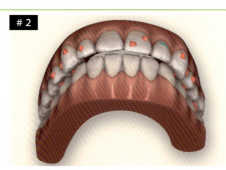

#2

術者の診断コメント
アタッチメントを設定することで回数が減らせるか確認したいので、アタッチメントを設定したバージョンをお願いした結果、上図のとおり。なぜか同じゴールと指示を出したにもかかわらず、前歯が空いてしまった。

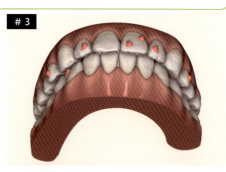

#3

術者の診断コメント
前歯オクルーザルコンタクトを回復してもらったクリンチェック。

術者の診断コメント
ICP=CRの患者であるため、ICPで咬合採得を行った。

図3-2 CASE3のクリンチェック分析。今後、われわれ術者がクリンチェックの修正を行い続けることで、AI（人工知能）や治療アルゴリズムもより進化し、正しい治療法を提案してくれるようになっていくだろう。しかし、術者のレベルや治療ゴールイメージによって、治療結果にバラつきがありすぎると、AI学習の妨げになるのも事実であろう。やはり、われわれ術者、すなわち指示を出す人間のスキルアップも大切であることを切実に感じた一例であった。

③ **最終位置（咬合と配列）** → ④ **IPR（歯間削合）** → ⑤ **アタッチメントとアライナー機能** → ⑥ **承認**

クリンチェック項目
・患者の主訴が改善されているか？
・審美的結果と咬合に問題はないか？
・患者と最終位置に満足しているか？

クリンチェック項目
・IPR が計画されている部位、量は適切か？
・先生の具体的な指示に従っているか？

クリンチェック項目
現在設置されているアタッチメントで、補綴歯や審美的理由などで、除去を希望するアタッチメントはないか？

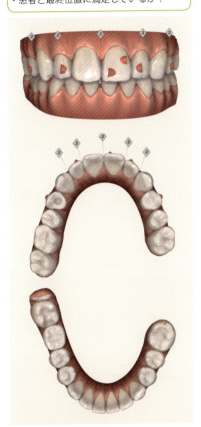

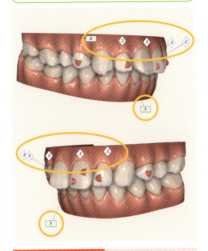

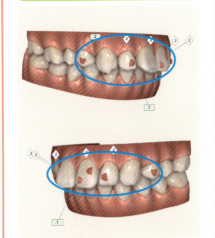

術者の診断コメント
翼状捻転の回復のために最小限の IPR を行うこととした。行わなかった場合、前歯部におけるオクルーザルコンタクトの喪失があった。

術者の診断コメント
アタッチメントをつけずに行うことも可能であったが、動きが悪かった場合、やり直しが必要となり、アライナーの枚数が増えて治療期間が延びてしまう可能性が高いため、アタッチメントをつけた。

術者の診断コメント
翼状捻転の回復を行う。

Point

クリンチェックを鵜呑みにしない。オクルーザルコンタクトは必ず確認する必要がある。CT 撮影を行い、ボーンハウジングを越えた前歯部、小臼歯部の拡大にも注意が必要である[4～6]。

PART2 咬合状態をベースとした治療難易度レベル別症例

●矯正および補綴終了時

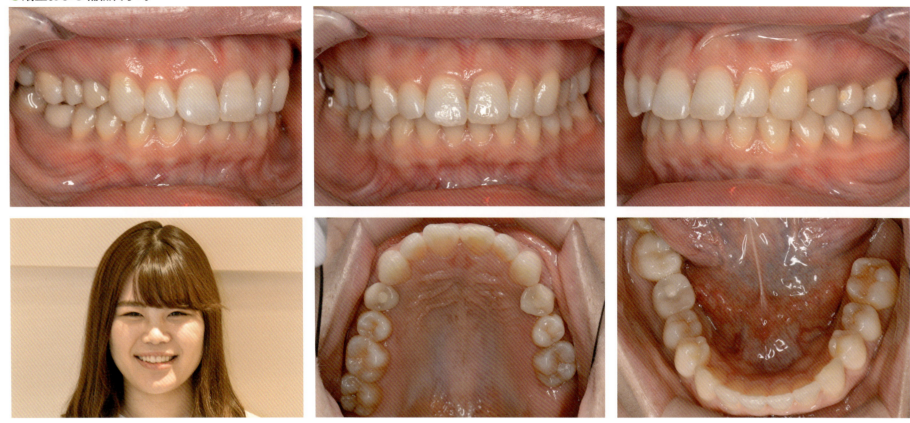

図3-3　矯正により咬合を安定させることができ、長期安定を図ることが可能になると考えている。

態であり、残根部位での食事時の食偏圧入による痛みと不快感により来院。矯正を含めたインプラント治療をカウンセリングしたが、前歯の翼状捻転は気にならず、口もとも突出感はないため、矯正治療までには至らなかった。

しかし、プロビジョナルレストレーション装着後、ホワイトニングを行ううちに①歯並びに興味をもったこと、②矯正すると2年近くかかるとの思い込みから矯正治療への抵抗があったこと、③ワイヤー矯正に比べて痛みが少なく短期間で治療可能なら関心があることが判明した。本来インプラント治療前に矯正治療を行うのが定石ではあるが、インプラント治療後に矯正治療を行う運びとなった。

このように矯正治療に対する"時間がかかる""痛いのは嫌だ"といった負のイメージを払拭できるのもアライナー矯正の魅力のひとつといえる。

Column 1　iTero エレメント導入で患者さんのモチベーションが格段にアップ！

アライナー矯正の場合、取り外しが可能なことから患者主導で進んでしまうことが多くあります。ここが1番ネックとなる問題で、"患者さんがアライナーをはめてくれないことを責める"のではなく、"どうしたらはめる時間を延ばしてもらえるか"、を考えることが大切ではないでしょうか？

"患者さんのモチベーションがいちばん高いのはいつなんだろう？"この疑問から、私（長尾）のiTeroエレメント導入計画がスタートしました。

当院で患者さんにアンケートをとったところ、矯正を始める前のカウンセリングを聞くときがもっともモチベーションが高まっているということでした。ある時、「矯正後の自分をイメージしてみたい」「動いていく過程をムービーでみられないか？」といった質問を受け、私たちがその場でセットアップモデルや診断用ワックスアップを作って見せられたらどんなにベストなのだろうと思ったのです。

しかし、現実はどうでしょうか？　カウンセリングの時間内にセットアップモデルを完成させることができるでしょうか？　図1のように複雑なケースの場合、完成させるのに少なくとも1.5時間は必要だったことがわかります。

ところが、iTeroエレメント5D（アライン社）を使うことで、30分以内（初めてiTeroエレメントを使用したケース）に現在の歯列と治療後のイメージ画像を見比べられるのは時間的なアドバンテージが得られるだけでなく、契約を結ぶまでの労力も計り知れないほどの恩恵を受けることができました。さらに、その場で自分の最終治療ゴールを共有できることで、患者さんのモチベーションも格段に高まるようです。そして、何より術者にとってありがたいのが、Invisalign Photo Uploaderと連動してデータを送信することで、症例の難易度が術前にシミュレーションできるだけでなく、処方を始められることです。アウトカム・シミュレーターによるカウンセリングから、クリンチェックによる最終診断まで早ければ3日で終わります。矯正をやると決めてから、約2週間で始められるのは、iTeroエレメントのおかげではないでしょうか？

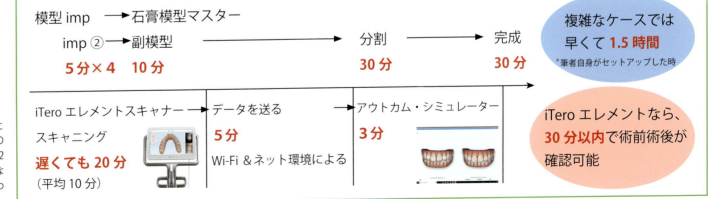

図1　セットモデルを作るときの従来法とiTeroエレメントスキャナーのスピードの違い。従来法は歯科技工士に外注すると2日かかる。患者さんも2回来院が必要になり、目に見えないコストもかかることがわかる。

PART2 咬合状態をベースとした治療難易度レベル別症例

CASE 4　難易度レベル 1a　前歯が1本逆に咬んでいる叢生

治療回数：計16ステージ

● 初診時

顔出し掲載許諾済

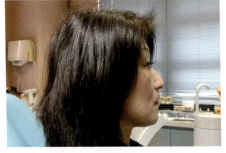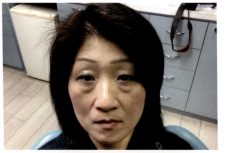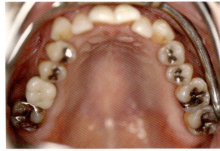

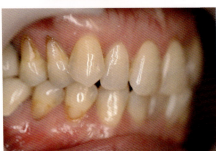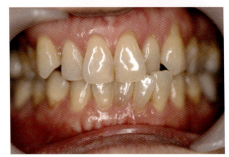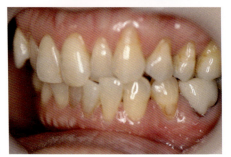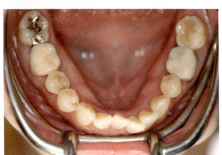

図4-1　初診時51歳6か月、女性。上下顎の叢生の改善を主訴に来院。

初診時：51歳6か月、女性
主訴：上下顎の叢生の改善。
診断：上顎前歯部および下顎前歯部に叢生を認める。
治療計画：患者は幼少期にワイヤー矯正を経験しており、固定式装置や治療期間の延長には否定的で、治療中の審美的歯列不正の改善と治療期間の短縮を改善できないかとの目的で来院された。患者は臼歯部咬合関係は3級を認めた。患者の希望により臼歯部咬合関係は維持し、|2のクロスバイトの改善および下顎前歯部叢生の改善を希望された。治療前にクリンチェック治療計画作成のためにiTeroエレメントスキャンを実施し、初回のクリンチェックにてアタッチメントありの状態では前歯部も含め、合計20個のアタッチメントが必要であり、20ステージの治療計画となった。また、初回のクリンチェックではアーチは良好であったが、

28

●シミュレーションにもとづいて治療計画の手順を確認

1 治療前の咬合状態（バイトセット） → **2 最終位置（咬合と配列）** → **3 IPR（歯間削合）** → **4 アタッチメントとアライナー機能** → **5 承認**

クリンチェック項目
最初の位置で表示されている3Dモデルが患者の咬合と一致しているか？

クリンチェック項目
・患者の主訴が改善されているか？
・審美的結果と咬合に問題はないか？
・患者と最終位置に満足しているか？

クリンチェック項目
・IPRが計画されている部位、量は適切か？
・先生の具体的な指示に従っているか？

クリンチェック項目
現在設置されているアタッチメントで、補綴歯や審美的理由などで、除去を希望するアタッチメントはないか？

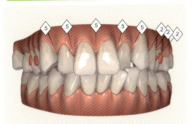
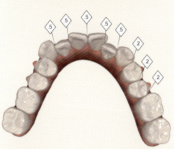
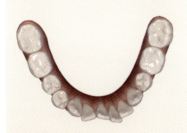

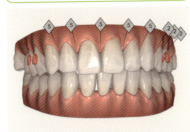
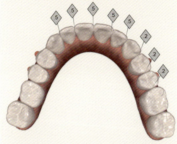
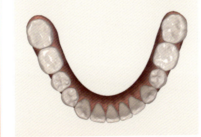

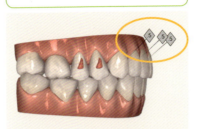
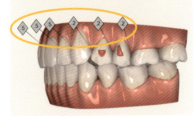

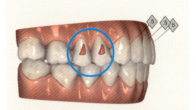
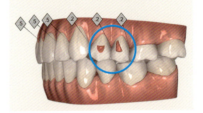

術者の診断コメント
2|のクロスバイト、下顎の叢生を認めた。この段階ではクロスバイトにより顎位が大きくズレていないかを中心に診査・診断する必要がある。

術者の診断コメント
今回は拡大とIPRにて患者の望む治療が可能かどうかクリンチェック上でシミュレーションしていく。

術者の診断コメント
臼歯部の咬合は変えないため、前歯部のIPRの必要性を患者に理解させたうえで、歯牙の動きに合わせたIPRを1ステージ、5ステージ、9ステージ、13ステージと分けて行った。

術者の診断コメント
本症例の患者は、矯正治療に興味はあるが、装置の目立たないような治療を望んでおり、臼歯部の噛み合わせを変化させず、審美的な要素を考慮したため、また、移動が困難な上顎小臼歯部位に左右2つずつアタッチメントを装着した。

Point
は予定通り動かないことが多いため、この部位のクロスバイトは注意が必要である。とくに前歯1歯のクロスバイト症例では早期接触による一過性の咬合性外傷や歯牙の動揺が発症する可能性がある。

図4-2 CASE4のクリンチェック分析。

PART2 咬合状態をベースとした治療難易度レベル別症例

● メインテナンス 4 か月経過時

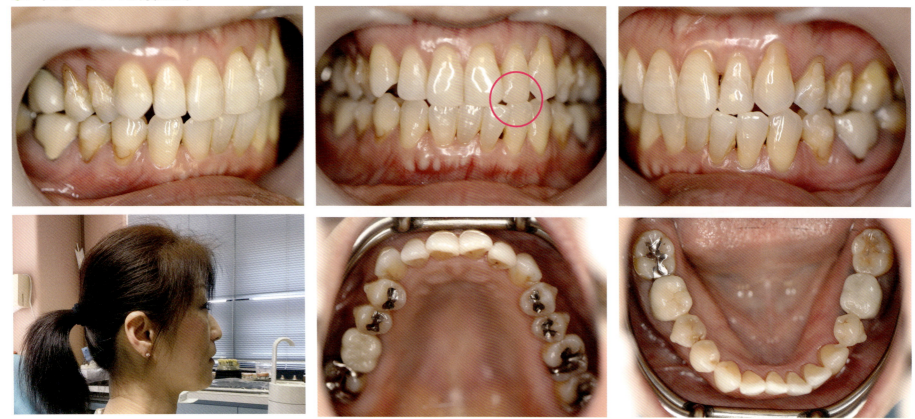

図 4-3　治療途中に|2の早期接触による咬合性外傷が起こっていることが確認できる。このような場合、アライナーを外せることが逆にデメリットとなってしまう。

患者からはアタッチメントの数はできるだけ減らしてほしいとの強い要望があったため、アタッチメントなしで再度クリンチェックを行い上顎左右小臼歯部のみに4つのアタッチメントを設置した。治療回数は16ステージに期間を短縮させた。
治療結果：本症例では患者の治療に対する強い要望により、|2クロスバイト部にアタッチメントをつけなかった。そのため、クロスバイトの改善に時間がかかり、咬合時に早期接触する期間が長くなり、咬合性外傷が起こったと思われる。クロスバイト改善には、アタッチメントをつけることを勧めている。もしくは臼歯部にレジンアップすることでクロスバイト部のバイトを浅くし、咬合時の痛みを和らげることが大切である。クロスバイトが改善した後、臼歯部のレジンを除去し、ゴールを再設定したクリンチェックを行っている。アライナー矯正の場合、患者可撤式であるために、痛みが強く出た場合などコントロール不能に陥ってしまう危険性があることを覚えておいてほしい。

CASE 5 難易度レベル 1a 昔、矯正したのに前歯の隙間が気になりだしたケース

治療回数：計7ステージ

● 初診時

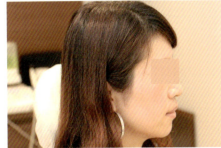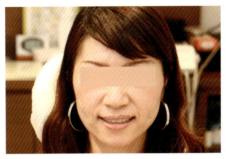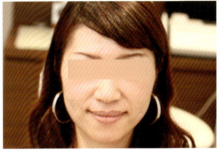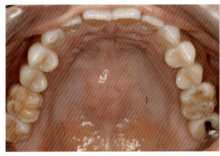
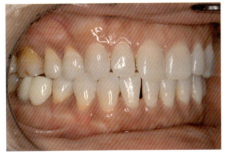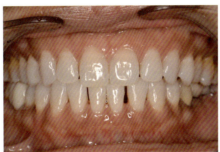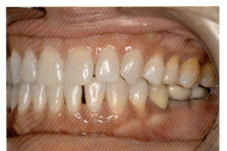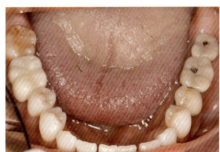

図5-1　初診時46歳10か月、女性。以前矯正をしていたが、前歯部の空隙ができてきたことを主訴に来院。

初診時：46歳10か月、女性

主訴：以前矯正をしていたが、前歯部の空隙ができてきたことを主訴に来院。下顎の前方滑走を認める。

治療計画：CRポジションによる咬合採得の位置から前方に1mm下顎が前方滑走していた。もともとが少しの開咬であったのか、咬合が不安定なために起こったのかは定かではないが、アンテリアカップリングを確立することにより、下顎の前方滑走を止めるように計画を立てた。咬合採得はCRポジションによる咬合の安定を図ってから行った。そのポジションに上下顎前歯部をおさめるように治療計画を立てた。

治療経過：アライナーの枚数は7枚、ゆっくり、しっかりと動かしたかったため、2週間ごとのアライナー交換を行った。

治療結果：アライナーは、以前つけていたリテーナー

PART2 咬合状態をベースとした治療難易度レベル別症例

●シミュレーションにもとづいて治療計画の手順を確認

① 治療前の咬合状態（バイトセット） → ② 最終位置（咬合と配列） → ③ IPR（歯間削合） → ④ アタッチメントとアライナー機能 → ⑤ 承認

クリンチェック項目
最初の位置で表示されている3Dモデルが患者の咬合と一致しているか？

クリンチェック項目
・患者の主訴が改善されているか？
・審美的結果と咬合に問題はないか？
・患者と最終位置に満足しているか？

クリンチェック項目
・IPRが計画されている部位、量は適切か？
・先生の具体的な指示に従っているか？

クリンチェック項目
現在設置されているアタッチメントで、補綴歯や審美的理由などで、除去を希望するアタッチメントはないか？

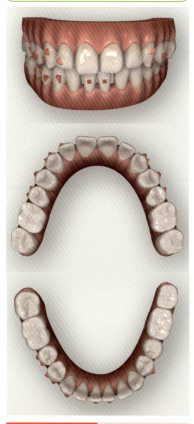

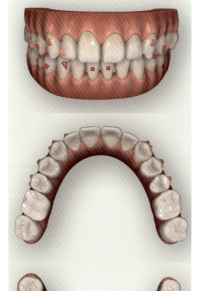

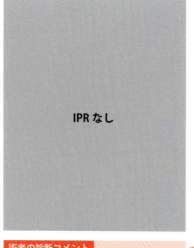

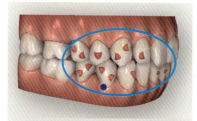

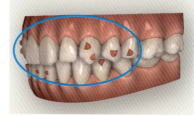

術者の診断コメント
CRバイトにて咬合採得を行った。

術者の診断コメント
下顎前歯部のクロージングと上顎のカップリングが可能だったため、クリンチェックを修正することなく治療を行った。

術者の診断コメント
IPRは行わなかった。

術者の診断コメント
アタッチメントにてルートトルクコントロールを行った。

Point
矯正経験している患者にとって、再矯正は大きなハードルとなる。再矯正を行う際、その原因をしっかりと探し、患者の理解を得ながら治療を行わないと、また同じトラブルが起こる危険があることを忘れてはならない。

図5-2　CASE5のクリンチェック分析。

● 矯正終了メインテナンス時

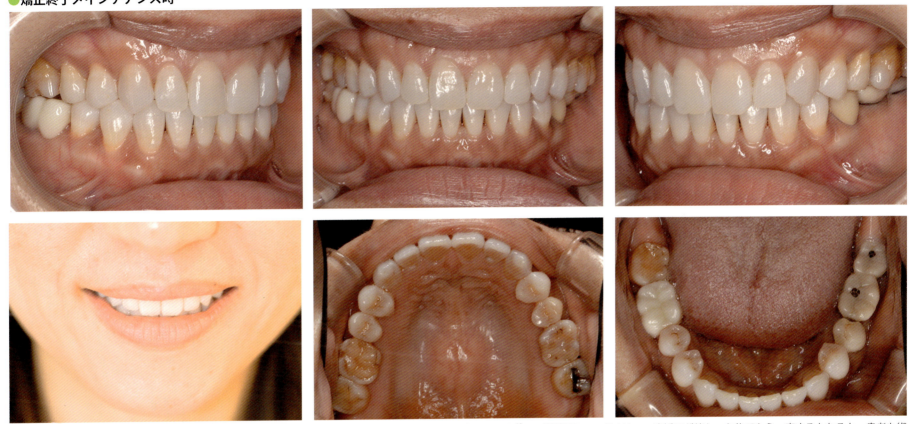

図5-3 今回は、アライナー矯正を行っているため、リテーナーを入れ忘れることはないと喜んでもらっている[10]。一般矯正のハードルは、一度矯正が終わった後でもう一度するとなると、患者も術者も大変だが、アライナー矯正の場合、リテーナー感覚で治療をスタートできること、着脱可能なため、口腔内の清掃性も格段とアップしていることが確認された[1, 2, 12]。

と同じ感覚であったことと、ワイヤーをつけない快適さから、受け入れてもらえた。

再矯正の場合、ワイヤー矯正時の痛みであったりその不便さから、長年気にはなっていたが、踏み出せなかったそうだ。しかし、アライナー矯正に出会って、日々の生活を大きく変えることなく矯正が可能と知り、治療意欲が湧いてきたようである。

PART2 咬合状態をベースとした治療難易度レベル別症例

CASE 6　難易度レベル 1a　出っ歯でガタガタ、ワイヤー矯正から変更したケース

治療回数：計8ステージ

● 初診時

顔出し掲載許諾済

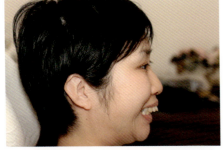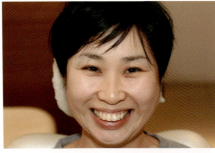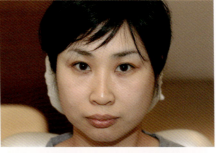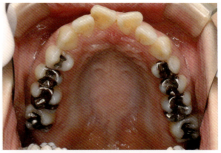
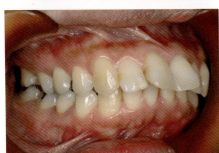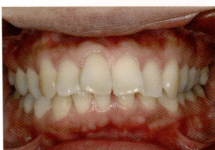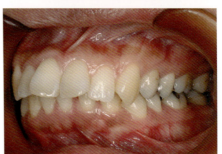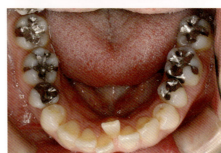

図6-1　初診時39歳6か月、女性。出っ歯の改善を希望し来院。当時は前歯のみのアライナー矯正がまだなかったため、ワイヤー矯正となった。

初診時：39歳6か月、女性
主訴：前歯の出っ歯を治したい。
診断：ワイヤー矯正からのアライナー矯正によるフィニッシングとリテーナーへの移行ケース。
治療計画：前歯部の前突および叢生の改善、臼歯部補

綴治療希望患者であった。非抜歯矯正では前突感がとれないため、下顎前歯部の3インサイザル、4|4抜歯によるワイヤー矯正を選択。顎位の偏位もあったため、左右の顎関節の安定と臼歯部の咬合安定のため、臼歯部へのレジンアップを行い、矯正をスタートした。ボ

ルトン分析によりアンテリアカップリングが悪いことはわかっていたため、最終段階で上顎前歯部のディスキングのカウンセリングは行っていた。
　ワイヤー矯正開始2年後、前歯部のカップリングの改善を残すのみとなったため、前歯部アライナー矯正

●シミュレーションにもとづいて治療計画の手順を確認

1 治療前の咬合状態（バイトセット） → 2 最終位置（咬合と配列） → 3 IPR（歯間削合） → 4 アタッチメントとアライナー機能 → 5 承認

クリンチェック項目
最初の位置で表示されている3Dモデルが患者の咬合と一致しているか？

クリンチェック項目
- 患者の主訴が改善されているか？
- 審美的結果と咬合に問題はないか？
- 患者と最終位置に満足しているか？

クリンチェック項目
- IPRが計画されている部位、量は適切か？
- 先生の具体的な指示に従っているか？

クリンチェック項目
現在設置されているアタッチメントで、補綴歯や審美的理由などで、除去を希望するアタッチメントはないか？

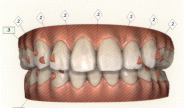
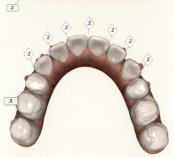
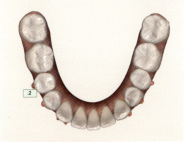

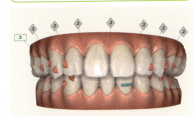
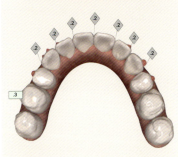
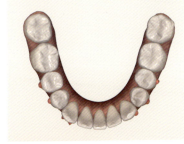

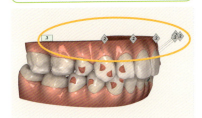
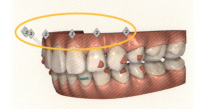

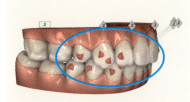
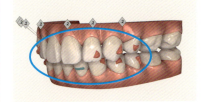

術者の診断コメント
顎位のズレのない患者であったため、ICPでの咬合採得を行った。

術者の診断コメント
臼歯部は補綴治療を行うため、前歯部のカップリングを行うことに注意した。

術者の診断コメント
下顎が3インサイザルのため、上顎前歯部にIPRを行った。

術者の診断コメント
上顎犬歯のポジションを若干挺出したかったため、アタッチメントを装着した。

Point
矯正終了後に臼歯補綴を行うことで、より咬合の安定が得られるとともに、アライナーが保定装置の役割も果たしてくれるため、患者・術者ともに満足のいく治療が可能となる[10]。

図6-2　CASE6のクリンチェック分析。

PART2 咬合状態をベースとした治療難易度レベル別症例

●ワイヤー矯正時

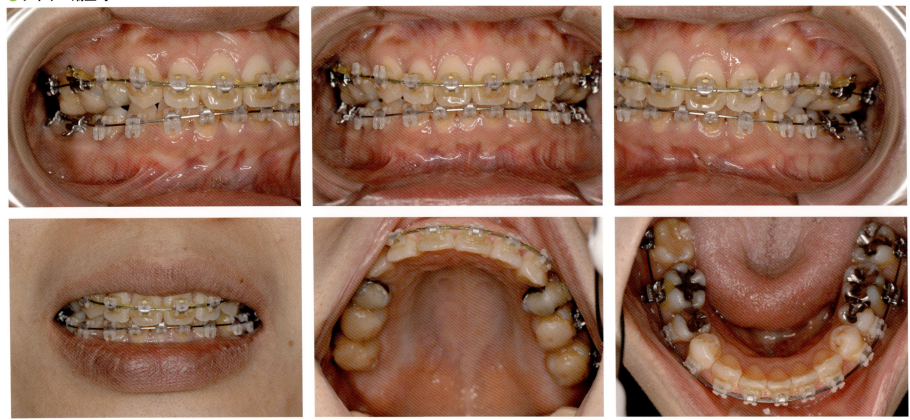

図6-3 3+3をパワーチェーンにて下げたため、ラビッティングが起こっていることわかる。クリーニング状態は良好で出血もないが、臼歯部の歯肉が前歯部に比べて腫張しているのがわかる[1, 2, 12]。

の登場もあり、リテーナーへの移行を含めたアライナー矯正への治療変更を行った。
治療経過：前歯部アライナー矯正へ移行後の治療回数は全部で8ステージだった[7, 13]。下顎前歯が3インサイザルだったため、IPRを行い、スペースクローズを行った。3+3の移動もあるため、最適アタッチメントで歯体移動を行った。スペースクローズ後に臼歯部補綴治療へと移行した。
治療結果：早期にアライナー矯正へ移行することで、

● 臼歯部補綴治療終了時

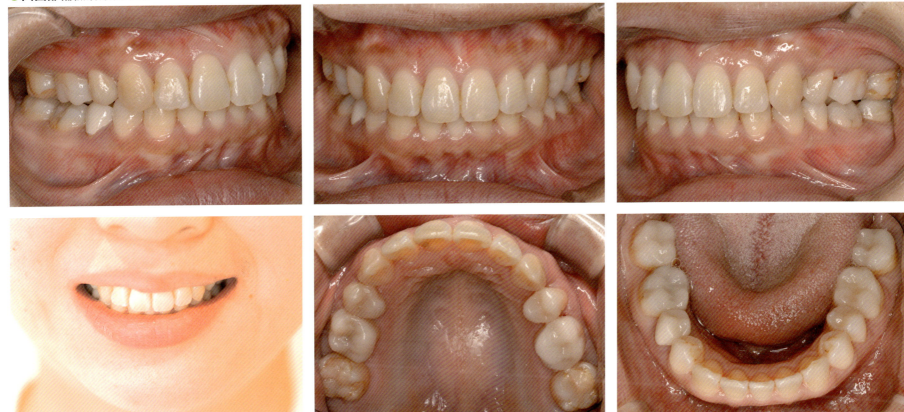

図6-4　レジンによるバイトアップ部と金属部分の治療を行い、咬合平面および臼歯関係の回復を行った。

ワイヤー除去までの期間を早めるとともに、マウスピースに慣れていただきリテーナーへ移行しても違和感なく過ごしていただける結果となった。ワイヤー矯正の場合、ある程度レベリングが終わった時点で患者が満足してしまい、矯正へのモチベーションが下がってしまうことがしばしばある。そういったときは、アライナー矯正へ移行することで、モチベーションをもう一度あげていただくことが可能である。

PART2 咬合状態をベースとした治療難易度レベル別症例

CASE 7 難易度レベル 1a ワイヤー矯正からの変更、前歯部及び臼歯部補綴治療

治療回数：計9ステージ

● 初診時

顔出し掲載許諾済

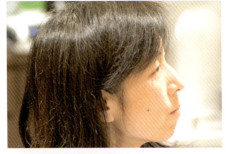
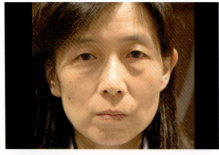
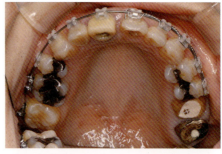

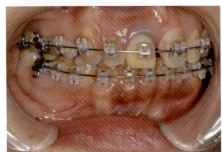
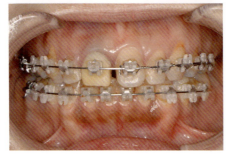
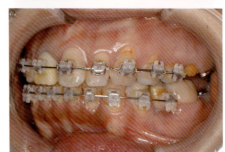
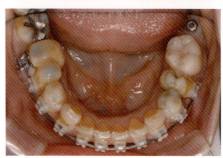

図7-1　初診時54歳3か月、女性。ワイヤー矯正からの変更を主訴に来院。

初診時：54歳3か月、女性
主訴：ワイヤー矯正からの変更。
診断：上顎前歯部空隙閉鎖とカップリングを認める。
治療計画：臼歯部への補綴治療だけでなく、前歯部の補綴治療も必要であったため、全顎矯正を行った。前歯部には上顎中切歯にサイズ感の違う不良補綴装置、側切歯は矮小歯となかなかアンテリアカップリングが難しい患者であった。2年半にわたるワイヤー矯正が最終局面に入ったこと、患者自身が引っ越したため通院回数に制限ができてしまったことから、ワイヤー矯正から前歯部アライナー矯正に移行することとした[7, 13]。ワイヤー矯正では最終ゴールの歯のサイズ感に合わせた治療が難しいが、アライナー矯正を使用することで、ボルトン分析から逆算した理想的な歯冠幅径を補綴ゴールイメージとした支台歯の矯正治療が可能であ

●シミュレーションにもとづいて治療計画の手順を確認

1 治療前の咬合状態（バイトセット） → **2 最終位置（咬合と配列）** → **3 IPR（歯間削合）** → **4 アタッチメントとアライナー機能** → **5 承認**

1 治療前の咬合状態（バイトセット）

クリンチェック項目
最初の位置で表示されている3Dモデルが患者の咬合と一致しているか？

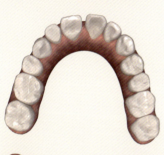
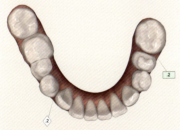

術者の診断コメント
顎位のズレはなく臼歯部に補綴治療を行う予定の患者であったため、ICPでの咬合採得を行った。補綴治療がない場合は、しっかりと咬合関係を整えておく必要がある。

2 最終位置（咬合と配列）

クリンチェック項目
・患者の主訴が改善されているか？
・審美的結果と咬合に問題はないか？
・患者と最終位置に満足しているか？

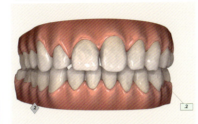
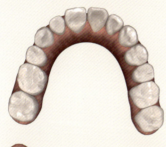
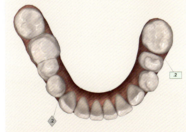

術者の診断コメント
前歯部の歯間空隙の閉鎖を目的としているため、クロージングできているか確認する。2|1も補綴予定のため、左側に合わせるように設計する。

3 IPR（歯間削合）

クリンチェック項目
・IPRが計画されている部位、量は適切か？
・先生の具体的な指示に従っているか？

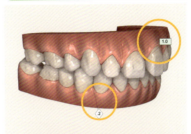
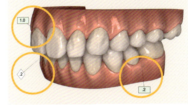

術者の診断コメント
上顎歯間空隙を閉じる目的のため、上顎には行わない。3のみ犬歯のカップリングのため、IPRを行った。

4 アタッチメントとアライナー機能

クリンチェック項目
現在設置されているアタッチメントで、補綴歯や審美的理由などで、除去を希望するアタッチメントはないか？

アタッチメント付与なし

術者の診断コメント
リテーナー移行のため、アタッチメントは付けずに行った。

Point
ワイヤー矯正からアライナー矯正に移行することで、動的矯正から静的矯正へのステージチェンジがスムーズにいき、リテーナーを必ず入れてもらえるだけでなく、患者満足度が上がる。

図 7-2 CASE7のクリンチェック分析。

PART2 咬合状態をベースとした治療難易度レベル別症例

● 補綴治療終了時

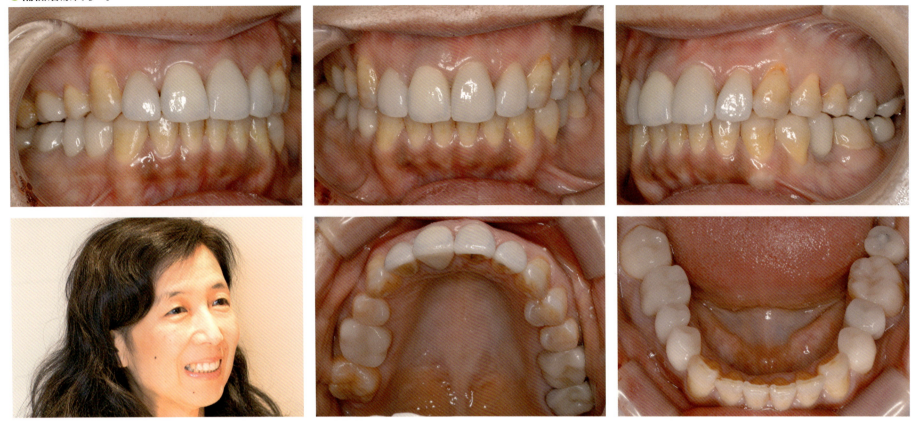

図7-3 4前歯のサイズに不正があるため、ワイヤー矯正ではトゥースポジションの決定がとても難しかったが、ワイヤーからアライナー矯正にしたことで、トゥースポジションのコントロールがしやすくなった。

る。しかも来院のタイミングがずれたとしても、動きすぎてしまうことがないため、補綴治療前のポジションコントロールがしやすいことが利点である。本症例では右側矮小歯の近遠心と左側中切歯の近心にスペースを残し、他の部位のスペースクロージングを行った後、補綴治療に入り審美性と機能性の回復を行った。

治療経過：治療回数は全部で9ステージだった。
治療結果：2年半にわたるワイヤー矯正治療の最終ステージからリテーナーに移る過程をアライナー矯正にて行った。ワイヤー矯正による動的矯正終了後、静的矯正（リテーナー期間）に移った際、「せっかく装置が外れたのにまだつけ続けないといけないのか？」と

いった、静的矯正への不満解消にリテーナー矯正への早期移行はピッタリである[10]。早く外せたことへの満足感、そしてリテーナーで歯間空隙が閉じていく達成感、そのままリテーナーへ移行しても問題なくはめ続けてもらえる安心感から、筆者（長尾）はアライナー矯正に移行することが多い。

40

Column 2　iTero エレメントの機能を使いこなすことでさらに便利に

　iTero エレメントは患者説明に役立つだけでなく、性能を理解し、機能を使いこなすことでさらに有用なアイテムとなります（図1）。それでは、さっそく iTero エレメントのすぐれた機能を紹介しましょう。

　1つ目はNIRI（近赤外光画像技術）※。近赤外線の反射光をカメラで捉えることで目に見えない隠れたう蝕も発見できます。そのため、当院（長尾）では初診時に撮影するように心がけています。エックス線写真のように放射線の被曝がないため、妊娠中の方にも喜ばれています（※ NIRI は iTero エレメント 5D のみの機能）。

　2つ目はアウトカム・シミュレーター。矯正を考えている時のモチベーションをそのままに治療に入っていけるため、アライナーをしっかりはめてくれます。また、動機づけに助かっています。

　3つ目はプログレス・アセスメント。治療中にどの歯が動いていてどの歯が動いていないのかが、クリンチェックのステージごとに確認できます。動きが悪いため、追加アライナーを発注する際に患者さんとのコミュニケーションにも役立っています。

　4つ目はタイム・ラプス。前述の治療ステージでみるプログレス・アセスメントと違い、各光学印象同士を重ね合わせて確認できるため、咬合面の摩耗や歯肉退縮などの経年変化を追っていくことができます。初診時に口腔内撮影を行うようにしているのはこのためです。何かあった時にデータがあるのはとても心強いです。もしこれが模型だったらどうでしょうか？　どれだけの収納スペースがいるのでしょう？　時間と空間の節約にも貢献してくれるのは間違いありません。

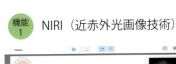
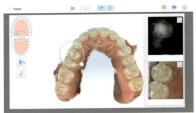
隠れたう蝕の発見にも役立つ

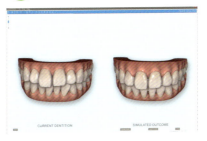
治療前後を視覚化することで患者さんの動機づけにつながる

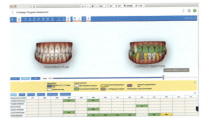
治療計画の進み具合がカラーコード化され、患者さんのコンサルテーションに生かせる

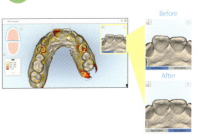
咬合面の摩耗や歯肉退縮などの経年変化を説明するのに便利

図1　iTero エレメントのすぐれた4機能。

PART2 咬合状態をベースとした治療難易度レベル別症例

CASE 8　難易度レベル 1b　上顎前歯の隙間をともなう出っ歯

治療回数：計20ステージ

● 初診時

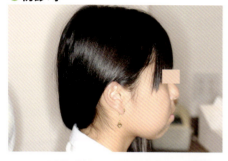
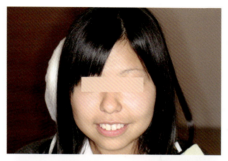
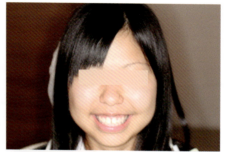
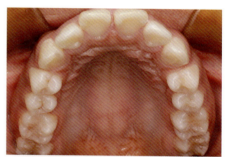
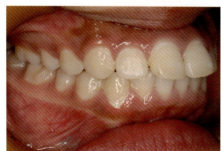
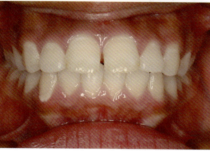
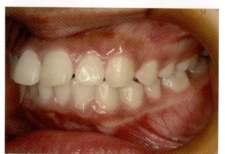
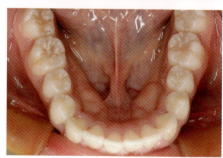

図8-1　初診時16歳0か月、女性。前歯部の突出感の改善と正中離開の改善を主訴に来院。

初診時：16歳0か月、女性
主訴：前歯部の突出感の改善と正中離開の改善。
診断：ICP・CRのズレによる前方滑り出し状態の前歯部フレアー。
治療計画：本症例はCRポジションでは臼歯関係1級であるが、ICP時に前方へ滑り出していることが確認できた。表1のボルトン分析により、前歯部のカップリング付与は問題ないが下顎アーチがわずかに大きいことがわかる。また、コンポジットレジン修復による咬合調整で咬合の安定が確認できたため、CRポジショ

表1　ボルトン分析

	右3	2	1	1	2	左3	合計
上顎	8.39	7.93	8.45	8.79	7.67	8.20	49.43
下顎	7.09	6.26	5.70	5.75	6.44	7.39	38.63
						0.772	0.781

●シミュレーションにもとづいて治療計画の手順を確認

①治療前の咬合状態（バイトセット） → **②最終位置（咬合と配列）** → **③IPR（歯間削合）** → **④アタッチメントとアライナー機能** → **⑤承認**

クリンチェック項目
最初の位置で表示されている3Dモデルが患者の咬合と一致しているか？

クリンチェック項目
- 患者の主訴が改善されているか？
- 審美的結果と咬合に問題はないか？
- 患者と最終位置に満足しているか？

クリンチェック項目
- IPRが計画されている部位、量は適切か？
- 先生の具体的な指示に従っているか？

クリンチェック項目
現在設置されているアタッチメントで、補綴歯や審美的理由などで、除去を希望するアタッチメントはないか？

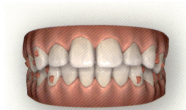
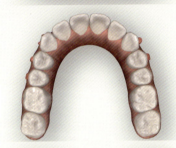
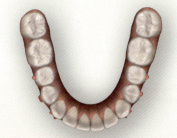
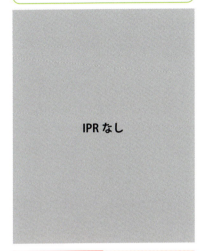
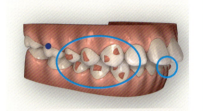
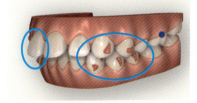

IPR なし

術者の診断コメント
前方へ滑り出してからICPに落ち着く患者だったため、CRでの咬合採得を行う。臼歯部に補綴を行わない場合、ICP＝CRになるよう咬合調整を行うかコンポジットレジン等で安定を図るが、後者とした。

術者の診断コメント
臼歯咬合関係をほぼ変更せず、小臼歯の回転と拡大、上顎前歯部のフレアーアウト改善と下顎前歯部の圧下にて後方改善を行った。

術者の診断コメント
IPRは行わなかった。

術者の診断コメント
上顎犬歯の歯体移動と小臼歯部の回転移動を行うよう設定した。

Point
臼歯部に補綴治療を行わない場合、ICP=CRになるように咬合調整を行うか、コンポジットレジン等で臼歯部の咬合の安定を図る必要がある。本ケースではコンポジットレジンにて顎位の安定を図った。

図8-2 CASE8のクリンチェック分析。

PART2 咬合状態をベースとした治療難易度レベル別症例

●矯正治療終了から6か月経過時

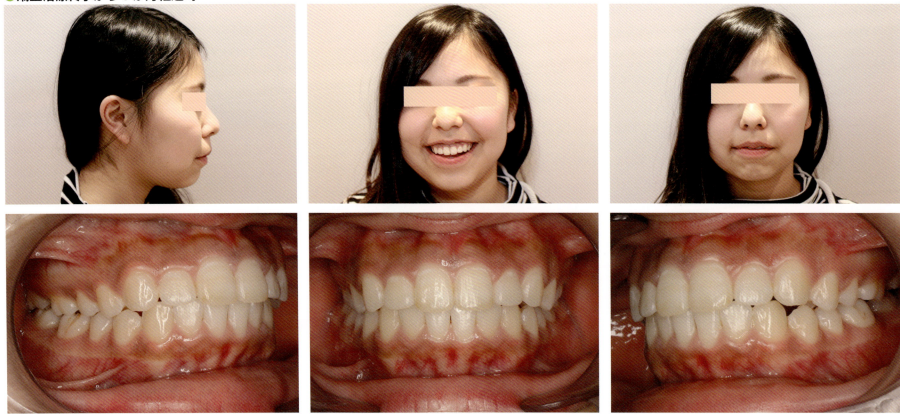

図8-3 矯正治療終了から6か月経過時。4|4が少し低位であることがわかる。ボルトン分析が示したように、前歯部のバイトが少し浅めにゴールした。

ンでの前歯部アライナー矯正を行うこととした。

治療経過：治療回数は全部で20ステージだった。臼歯部の安定を図り、前方への滑り出しを最小限にし、犬歯関係1級を構築するため、上顎のフレアーアウトを改善した。2級傾向の患者に多いが、下顎を前方に突出させる癖をやめさせるべく、MFT及びあいうべ体操は欠かさず行ってもらった。10か月後、治療終了し保定期間に入った。

治療結果：ICP・CRのズレはなく安定した咬合関係が保たれている。

本患者は若く、咬合面の摩耗も少ないため、オクルーザルストッパー及びイコライザーを付与することで、より咬合の安定を図ることができると考えている。そのためにも治療前の咬合の診査・診断とゴールの設定が大切である。

Column 3　ボルトン分析をしなかったらどうなる？

　ここではどんな時にボルトン分析を活用しているのかふれたいと思います。

　インビザラインGoシステムをはじめとする前歯部アライナー矯正は臼歯関係の改善ができません。そのため、臼歯関係が1級でなおかつ咬合関係が安定している（CO＝CR）のケースから始めていただきたいと思っています。

　しかし、ここで1つ問題になってくるのが、前歯部のカップリングです。前歯部のカップリングに必要なのがこのボルトン分析です。

　ボルトン分析とはWayne A. Bolton（1922～2011）が、1958年に歯の大きさの違いに注目し、平均的計測法を基礎とした分析法（Boltonインデックス）として発表しました。上・下顎の12本の歯冠幅径の総和の比率（Overall ratio）と、上・下顎前歯6本の歯冠幅径の総和の比率（Anterior ratio）にそれぞれ一定の値を設定することで、抜去歯の選択・決定に役立つ分析法です。

　前歯部アライナー矯正において抜歯矯正は適応外であるため、今回は抜歯基準に使用するのではなく、前歯のカップリングのための分析に使用しています。

　アライナー矯正の場合、クリンチェックで理想の歯の動きを立案できるため、安易に並べるだけで（セットアップモデルを考えなしに作る感覚で）治療をしてしまったことが過去にあります（図1）。治療が終わった時に起こったことは"前歯部のカップリングが合わない…"。もともと前突感を改善したかった患者でしたが、不自然に前突感が残ってしまいました。これを検証すべく、後でボルトン分析をした結果、上顎前歯の大きさが下顎前歯の大きさに比べて大きかったために、無理やり並べたような感じになったからでした。それを改善するために再度上顎前歯部にIPR（歯間削合）を行い、近遠心的幅径を小さくなるよう改善しました。2回目に大きくIPRを入れることで患者が不信感を抱くことにつながるため、なるべく避けたいと考えています。

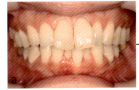 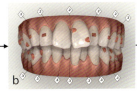 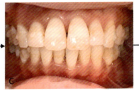 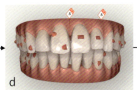 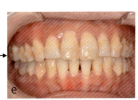

図1 a~g　初診時、前歯部の突出感を主訴に来院した（a）。クリンチェック（b）をしたところ、きれいに並びそうだった。しかし、治療結果は前突感と1|1の大きさが目立ってしまった（c）。そのため、追加アライナークリンチェック（d）をし、再矯正を行った。eは再矯正終了時である。初診時のボルトン分析（f）では上顎前歯のほうが大きいことがわかる。これでは前突感が残りやすい。また、1|1幅径が平均より大きいこともわかる。追加アライナー時のボルトン分析（g）でもまだ上顎前歯のほうが大きい。これは1|1幅径が他の歯に比べて大きいためで、術前に歯冠形態を削合する可能性を患者に説明する必要がある。

初診時のボルトン分析（f）

	右3	2	1	1	2	左3	合計
上顎	7.87	7.38	9.21	9.35	8.00	7.89	49.7
下顎	6.63	6.24	5.68	5.77	6.34	7.06	37.72
						0.772	0.758

追加アライナー時のボルトン分析（g）

	右3	2	1	1	2	左3	合計
上顎	7.78	6.95	8.97	9.07	7.75	7.61	48.13
下顎	6.55	6.00	5.60	5.65	6.20	7.00	37.0
						0.772	0.768

PART2 咬合状態をベースとした治療難易度レベル別症例

CASE 9　難易度レベル 1c　欠損部インプラント埋入スペースメイキングのための矯正

治療回数：計19ステージ

● 初診時

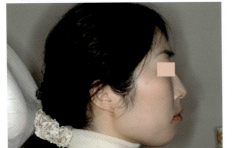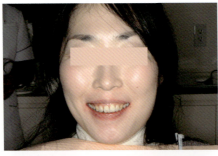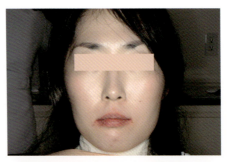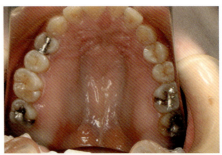
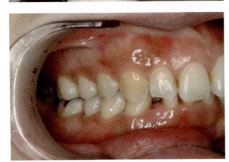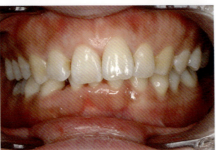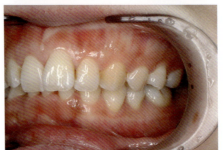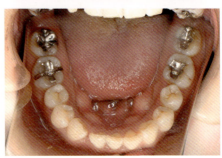

図9-1　初診時35歳6か月、女性。2|へのインプラント埋入希望し来院。

初診時：35歳6か月、女性
主訴：2|へのインプラント埋入希望。
診断：2|多発性歯牙腫による2|埋伏を認める。
治療計画：本症例は2|多発性歯牙腫摘出後、欠損部位のスペースクロージングでは2級傾向がより強くなるため、インプラントによる補綴修復を選択した。右側臼歯関係2級、左側臼歯関係1級であり顎偏位を疑い、スプリント療法後にCRバイト採得したが、顎偏位はなかった。右側臼歯部を1級関係に改善するため、全顎矯正治療することを勧めるも、噛むことに不具合が

表1　ボルトン分析

	右3	2	1	1	2	左3	合計
上顎	8.03	7.21	8.52	8.47	7.10	7.96	47.29
下顎	6.98	5.80	5.43	5.55	5.80	7.12	36.68
						0.772	0.775

● シミュレーションにもとづいて治療計画の手順を確認

1 治療前の咬合状態（バイトセット） → 2 最終位置（咬合と配列） → 3 IPR（歯間削合） → 4 アタッチメントとアライナー機能 → 5 承認

クリンチェック項目
最初の位置で表示されている3Dモデルが患者の咬合と一致しているかチェック

クリンチェック項目
・患者の主訴が改善されているか？
・審美的結果と咬合に問題はないか？
・患者と最終位置に満足しているか？

クリンチェック項目
・IPRが計画されている部位、量は適切か？
・先生の具体的な指示に従っているか？

クリンチェック項目
現在設置されているアタッチメントで、補綴歯や審美的理由などで、除去を希望するアタッチメントはないか？

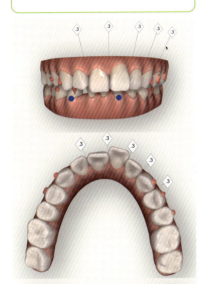
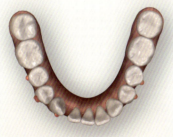
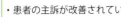
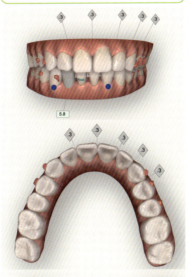
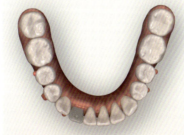
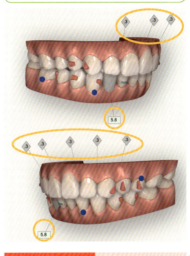
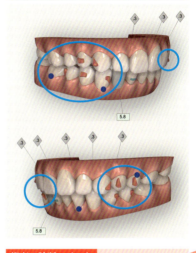

術者の診断コメント
臼歯関係が左側1級、右側2級と左右差があることから顎位の偏位を疑い、咬合採得前にスタビライゼーションスプリントにて精査した。顎位にズレのないことがわかったため、ICPでの咬合採得を行った。

術者の診断コメント
2 は左側と同じ幅の空隙ができるよう拡大した。

術者の診断コメント
左側中切歯のフレアーアウトを含む叢生があるため、左側を中心にIPRを行う。顔貌より、正中はわずかに左側寄りのため、右側に寄せるようIPRを行った。

術者の診断コメント
下顎のスペースメイキングのため、拡大とSpeeの湾曲の改善を行った。

Point
アライナー矯正は、ワイヤーに比べてアーチの拡大・縮小が得意なため、インプラント部のスペースメイキングに適している。

図9-2　CASE9のクリンチェック分析。

PART2 咬合状態をベースとした治療難易度レベル別症例

● 矯正前および歯牙腫摘出時

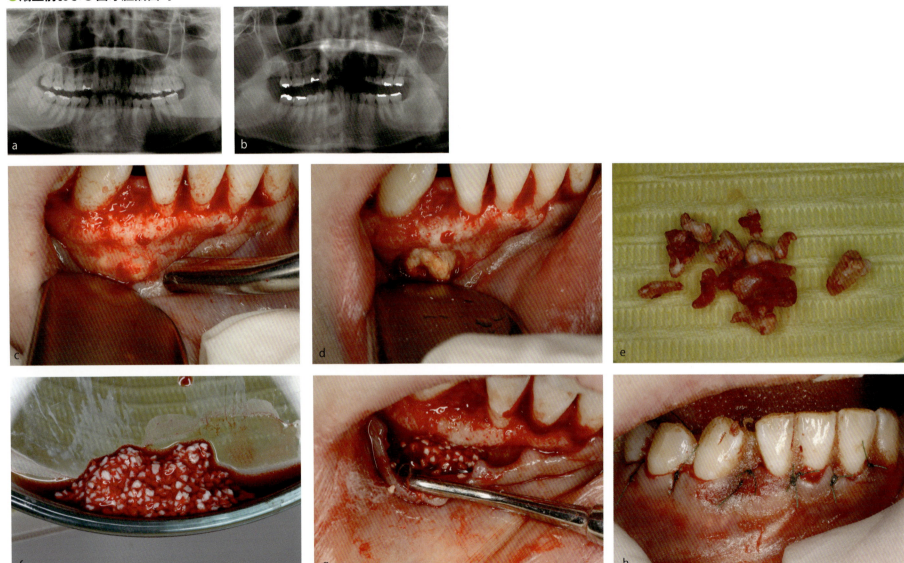

図9-3a〜h　矯正前、歯牙腫摘出時。a、b：埋伏歯上部に歯牙腫様の不透過像を認める、c：腫瘍は骨様で硬かった、d：骨を開削し腫瘍の摘出を行った、e：中には小さな歯が18本入っていた、f、g：骨補填材のBiossにてGBRを行う、h：縫合し、治癒を待ってから矯正治療に入る。

● 矯正終了後、即時荷重インプラント手術時

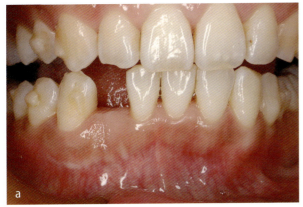
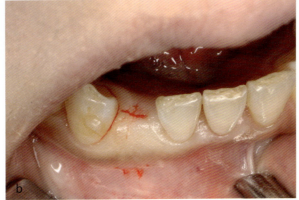
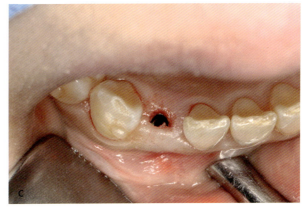
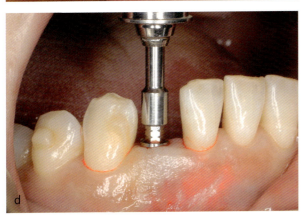
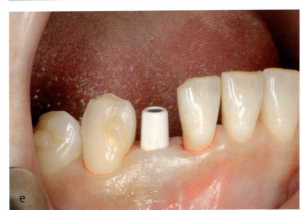
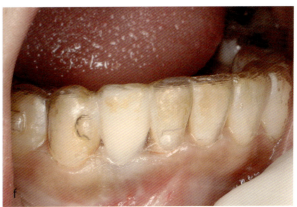
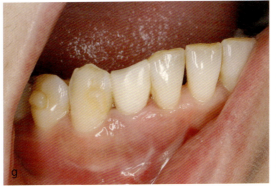
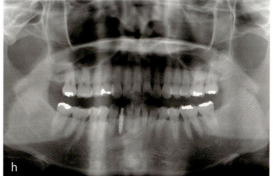

図9-4a~h　矯正終了後、即時荷重インプラント手術時。a：矯正治療後の状態、b：T字切開を行い、唇側歯肉の退縮を最小限になるようコントロールした、c：インプラント埋入を行い、唇側歯肉を極力傷つけない、d：アバットメントの装着、e、f：レジンキャップをはめ、アライナー内にレジンを入れることでプロビジョナルレストレーションを作製する。オペ後すぐに歯肉形態を作ることで軟組織のコントロールをする。g、h：インプラント埋入手術即時プロビジョナルレストレーションセット時。咬合を外すため、切端は大きく削合しておく。

PART2 咬合状態をベースとした治療難易度レベル別症例

● メインテナンス5年経過時

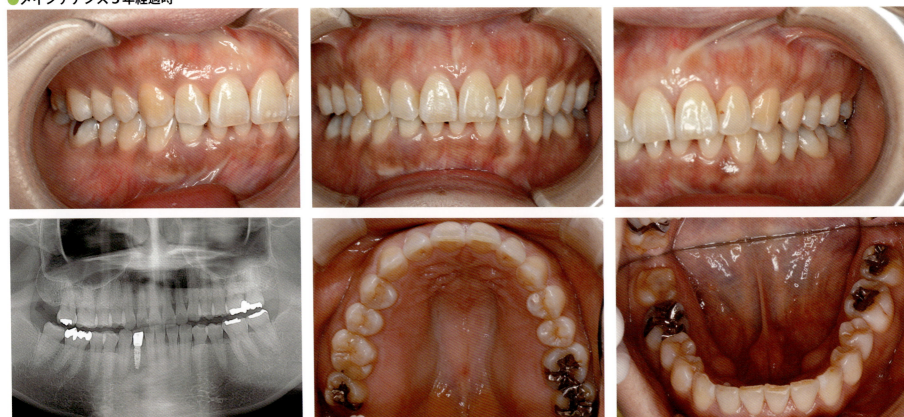

図9-5 メインテナンス5年経過時。咬合が安定しているため、後戻りもなく、日常生活を送っていただけているのがわかる。

ないこと、2|に反対側同名歯があると仮定して行ったボルトン分析（**表1**）から正確なアンテリアカップリングを持つ咬合関係を構築できると診断し、臼歯咬合関係を変更せずに治療を行った。しかし、臼歯関係の左右差の補正のため、右側に比べ上顎左側にわずかに大きくIPRを行うこととした。アライナー矯正により2|相当部のスペースメイキングを行う。保定期間に入ると同時にインプラント埋入、3か月後に最終補綴装置を装着。埋伏している2|は低位にあるため、矯正及びインプラント治療に問題はないと判断し骨内に残すこととした。

治療経過：多発性歯牙腫摘出術を行うと同時に同部位のGBRも行った。約6か月後矯正治療スタート、アライナー矯正期間は19ステージであった。約10か月の矯正治療後、妊娠のため一時治療中断となった。1年後にインプラント埋入術、即時プロビジョナルレストレーション装着、3か月後にファイナル移行となった。

治療結果：途中妊娠などのハプニングもあったが、それが、保定期間やインプラントのヒーリング期間となりお互い満足のいく治療となった。

Column 4　う蝕があっても矯正はできる？

　矯正治療前にう蝕、根管治療を終了させておくことが大切です。もちろん、成人矯正の場合は歯石除去も大切です。

　エックス線写真を撮影しても写ってこない小さなう蝕は経過観察でも大丈夫だとは思います。しかし、どこにう蝕が存在しているのかをクリニック内で情報共有しておく必要があると思います。iTero エレメント 5D があると、NIRI の機能でエックス線写真を使わず、チェアサイドで素早く確認ができます。

　近赤外線撮影のため、被曝もなく、チェアからの移動も必要ないため、患者さんへの負担も緩和されます（**図1**）。なにより、デジタル機器の強みはまさにイメージの共有です。当院（長尾）では矯正のカウンセリングと同時にう蝕検査もできるため、患者さんと視覚情報を共有するのに役立っています。

　話はそれますが、矯正以外にも妊婦さんのカリエスチェックにも活躍してくれています（**図2**）。やはり、エックス線写真撮影に対して少なからず抵抗のある方が見受けられます。この NIRI ならば、近赤外線のため母体だけでなく胎児への影響もありません。妊婦さんの検診も増えてきたのは、このためでしょうか？　マタニティー歯科外来として、女性に優しいクリニックを目指しませんか？

　もちろん、矯正中に妊娠されても大丈夫です。つわり等でカリエスリスクが上がったとしても、NIRI でカリエスチェックしながら進められます。

　何はともあれ、矯正を行う際は、う蝕と根尖病変と歯石は絶対に見逃さないようにしましょう。

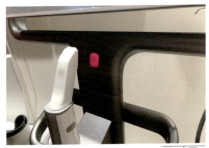
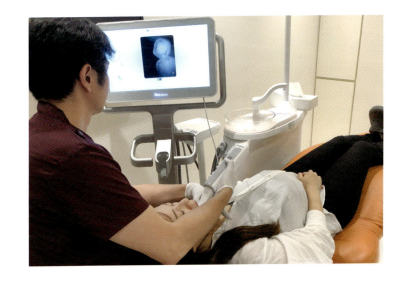

図1｜図2

図1　真ん中の赤い光が近赤外線である。この光の反射量でカリエスが見えるようになる（※ NIRI は iTero エレメント 5D のみの機能）。目に見えない光もレンズを通すと写り込むのが不思議である。
図2　妊婦さんのカリエスチェックの様子。レントゲンと違いエックス線を使用しないため、安全にカリエスチェックできる。

PART2 咬合状態をベースとした治療難易度レベル別症例

CASE 10　難易度レベル 1c　上顎前歯の出っ歯と下の前歯の叢生

治療回数：計20ステージ

● 初診時

顔出し掲載許諾済

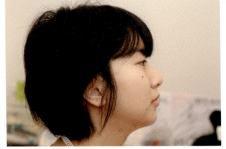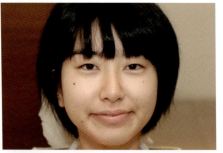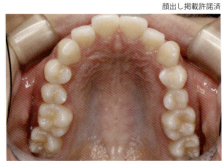
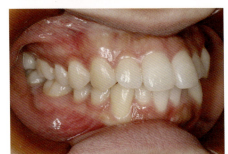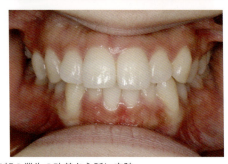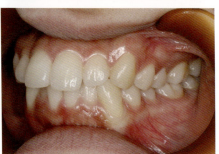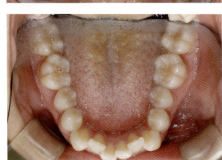

図10-1　初診時20歳9か月、女性。上下顎前歯部の叢生の改善を主訴に来院。

初診時：20歳9か月、女性
主訴：上下顎前歯部の叢生の改善。
診断：上顎前歯部および下顎前歯部に叢生を認める。
治療計画：表1のボルトン分析の結果、上下顎前歯部アンテリアカップリングの歯牙幅径のバランスは悪くないことがわかる。臼歯関係1級のため、前歯部叢生の改善の目的で犬歯小臼歯部の拡大およびIPRを行う。
治療経過：治療回数は全部で20ステージだった。歯の形態を損なわないため、IPRはステージ3とステージ17に分けて行った。

表1　ボルトン分析

	右3	2	1	1	2	左3	合計
上顎	7.73	7.35	8.6	8.45	7.01	7.58	46.72
下顎	6.52	5.8	5.23	5.11	5.83	6.55	35.04
						0.772	0.75

52

●シミュレーションにもとづいて治療計画の手順を確認

1 治療前の咬合状態（バイトセット） → 2 最終位置（咬合と配列） → 3 IPR（歯間削合） → 4 アタッチメントとアライナー機能 → 5 承認

クリンチェック項目
最初の位置で表示されている3Dモデルが患者の咬合と一致しているか？

クリンチェック項目
・患者の主訴が改善されているか？
・審美的結果と咬合に問題はないか？
・患者と最終位置に満足しているか？

クリンチェック項目
・IPRが計画されている部位、量は適切か？
・先生の具体的な指示に従っているか？

クリンチェック項目
現在設置されているアタッチメントで、補綴歯や審美的理由などで、除去を希望するアタッチメントはないか？

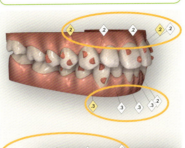
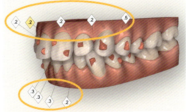
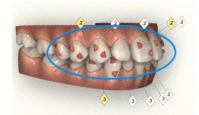
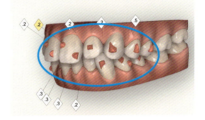

術者の診断コメント
顎位のズレがなかったため、ICPでの咬合採得を行う。叢生の場合、矯正によりロックが改善されると顎位がズレることがあるため、叢生部でロックがかかっていないか要確認。

術者の診断コメント
上下顎前歯部の叢生の改善、正中の改善ができているか、しっかりと確認する。

術者の診断コメント
下顎に比べて上顎のアーチのほうが若干大きいため、IPRの量を上顎のほうに大きく入れている。

術者の診断コメント
本症例は正中を約1mm左に歯体移動するため、アタッチメントを最適アタッチメントとした。

Point
叢生患者の場合、治療前の咬合状態チェック時に叢生部でロックがかかっていないことを確認したい。矯正によりロックが改善されると顎位がズレる可能性がある。

図10-2　CASE10のクリンチェック分析。

PART2 咬合状態をベースとした治療難易度レベル別症例

●メインテナンス2年半経過時

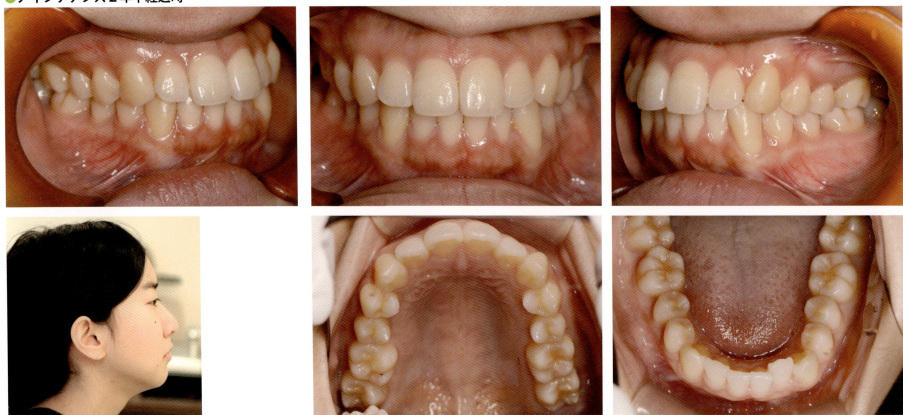

図10-3 メインテナンス2年半経過時。2|のみ後戻りがみられる[10]。

治療結果：本症例はボルトン分析により若干上顎のほうが数値が大きいため、上顎のIPR量を下顎に比べ大きくした。途中、試験等で装着時間が短い時期もあったため、約1年後、リテーナーへと移行した。2年半後、メインテナンス時に下顎前歯の叢生が気になり出したとの訴えあり、半年前からリテーナーをつけていなかったとのことだった。患者希望により再矯正（追加アライナー）を行うこととなった。その後、また1年ほど来院が途絶えたが、今回はアライナーをつけてくれていたため、アライナーの再作製は必要なく、治療を続けていくことが可能であった。

　3か月後に再矯正終了し、約1年の保定期間に入っ

●再矯正1年後

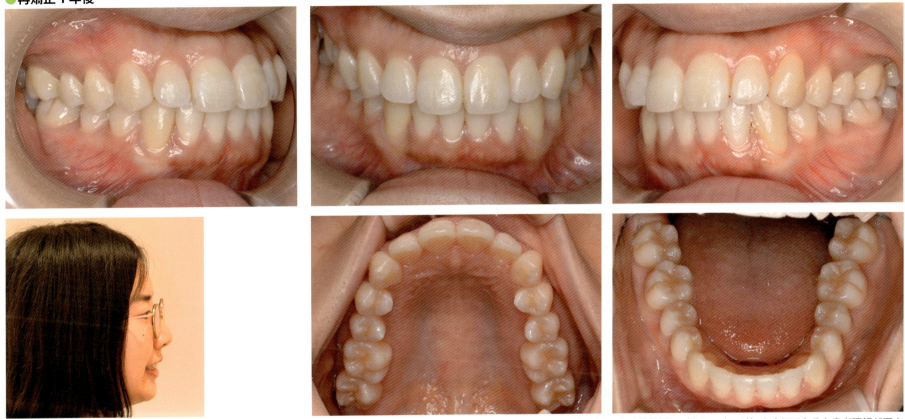

図10-4 再矯正1年後。今回はしっかりとリテーナーをつけてくれている。再矯正を経験することで動的矯正（アライナー時）だけでなく静的矯正（リテーナー時）も大切であると患者理解が深まることもアライナー矯正のいいところである。

た。一度後戻りを経験しているため、今回はしっかりとリテーナーをはめてくれていた。

　アライナー矯正の利点の1つとして、2年以内の再矯正（追加アライナー）が可能なため、後戻りがあった患者には積極的に再治療を行うことをおすすめしている。再矯正を経験した患者の多くはリテーナーをしてくれるようになるため、この2年間の再矯正はとても重宝している。もちろん、再矯正にならないことが一番いいのだが、筆者（長尾）も一矯正経験者として思うのは、矯正終了後にまたリテーナーを装着するのは「やっと終わったのに…」、「終わったと思ったのに…」と思ってしまう患者心理も考慮に入れる必要があるのではないだろうか。

PART2 咬合状態をベースとした治療難易度レベル別症例

CASE 11　難易度レベル 1c　上顎前歯の出っ歯で隙間のある叢生

治療回数：計 20 ステージ

● 初診時

顔出し掲載許諾済

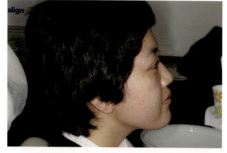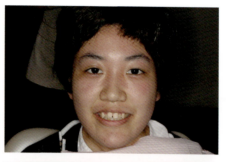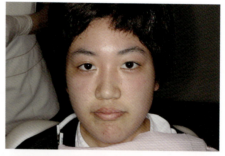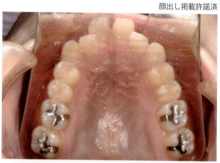
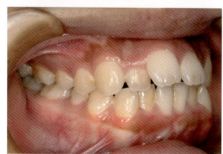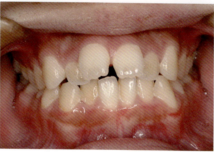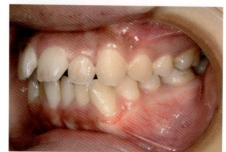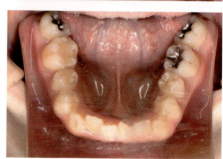

図 11-1　初診時 21 歳 1 か月、女性。前歯部の突出感の改善を主訴に来院。

初診時：21 歳 1 か月、女性
主訴：前歯部の突出感の改善。
診断：上下顎前歯部の叢生および開咬を認める。
治療計画：顎位の異常はなかったため、MFT を行いながら、アライナー矯正を行った。大きく笑うともとガミースマイルであったこと、前歯部の突出感で人前で笑えないのが悔しいと話していたため、カップリングを深くとろうとすると前歯部のガミースマイルが悪化するため、上顎前歯部の咬合平面と歯頸ラインは極力変えない設計とした。

治療経過：治療回数は全部で 20 ステージだった。IPR は重なりが大きな上顎のみ行うこととした。10 ステージあたりから前突感もとれて笑顔がみられるようになった。
治療結果：本症例はガミースマイルと前歯の突出感と

●シミュレーションにもとづいて治療計画の手順を確認

1 治療前の咬合状態（バイトセット） → 2 最終位置（咬合と配列） → 3 IPR（歯間削合） → 4 アタッチメントとアライナー機能 → 5 承認

クリンチェック項目
最初の位置で表示されている3Dモデルが患者の咬合と一致しているか？

クリンチェック項目
・患者の主訴が改善されているか？
・審美的結果と咬合に問題はないか？
・患者と最終位置に満足しているか？

クリンチェック項目
・IPRが計画されている部位、量は適切か？
・先生の具体的な指示に従っているか？

クリンチェック項目
現在設置されているアタッチメントで、補綴歯や審美的理由などで、除去を希望するアタッチメントはないか？

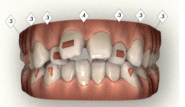
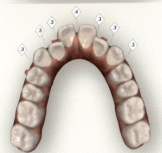
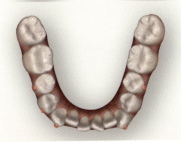

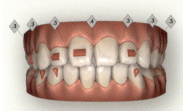
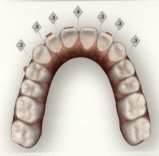
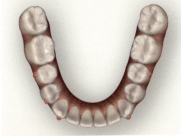

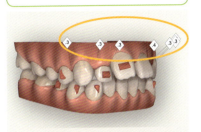
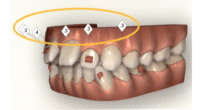

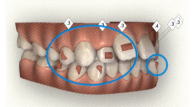
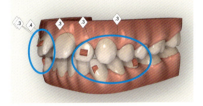

術者の診断コメント
顎位のズレのない患者であったため、ICPでの咬合採得を行った。

術者の診断コメント
上顎中切歯の形態から正中にスペースができやすいことがクリンチェックより確認できる。フィニッシュ後に形態修正を行うカウンセリングをイメージ共有しながら行える。

術者の診断コメント
前突感改善のため、上顎前歯部のみIPRを行った。

術者の診断コメント
最適アタッチメントによる歯の移動を行った。

Point
クリンチェックを患者説明に使うことで、最終イメージの共有が図れる。治療後のイメージ画像から、術後の上顎中切歯の形態修正が必要であることが術前にコンサルテーションできるため、術後トラブルが少なくなる。

図 11-2　CASE11 のクリンチェック分析。

PART2 咬合状態をベースとした治療難易度レベル別症例

●アライナーセット時

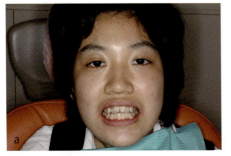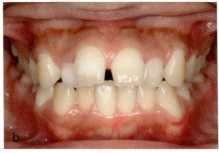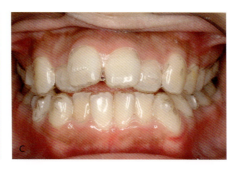

図 11-3a~c　アライナーセット時。a：スマイル時、前歯部を隠すように笑っている、b：咬合時、前歯部にロックがかかっているのがわかる、c：アライナーセット時、ロックが外れるために患者の痛みが少ない。

●メインテナンス7年経過時

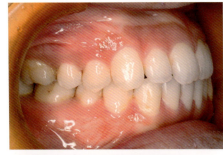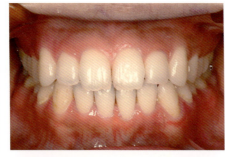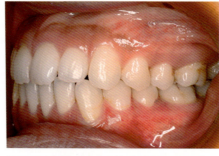

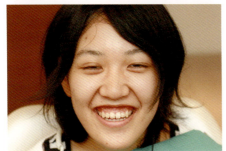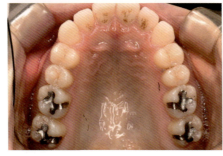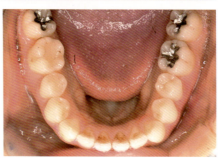

図 11-4　メインテナンス7年経過時。ハイスマイル時、口唇が大きく上がっていることがわかる。ガミースマイルではあるが昔より思いっきり笑えることがとても満足と喜んでくれている。

いう2つの問題を抱えていた。両方を満たすためには外科処置を含む治療が必要であること、矯正治療だけではガミースマイルの改善は難しいことを説明した結果、患者の要望は前歯の突出感であり、ガミースマイルは問題ないとのことであった。アライナー矯正のみで治療を行ったガミースマイルは残ったが、患者満足度は高かった。アライナー矯正の欠点であった臼歯部の沈み込みを考慮に入れ、浅めにアンテリアカップリングを設定したが、現在であれば下顎にもIPRを行いアンテリアカップリングをもう少し深めにフィニッシュしたいところである。

CASE 12 難易度レベル 2b 下顎臼歯部補綴治療のための歯のポジション矯正

治療回数：計13ステージ

● 初診時

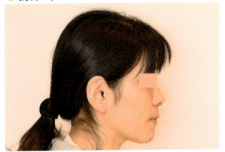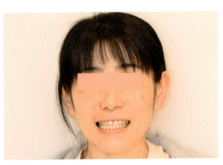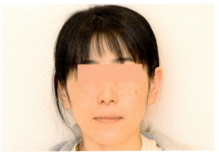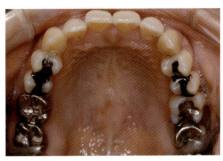
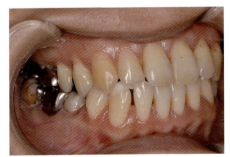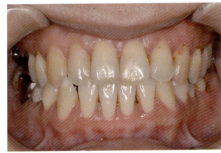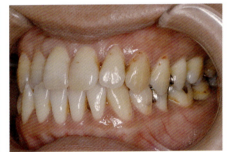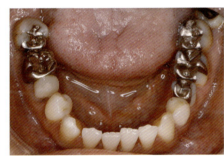

図12-1　初診時40歳2か月、女性。5|の脱離と審美修復を主訴に来院。

初診時：40歳2か月、女性
主訴：5|の脱離と審美修復。
診断：上下顎前歯部叢生及び臼歯部不良補綴を認める。
治療計画：臼歯部のクロスバイトは補綴で改善してほしいとのことだったため、前歯部の咬合関係をアライナー矯正にて改善する計画とした。咬合に関してはICP＝CRだったため、そのままで咬合採得を行った。5|を近心へ移動させることで、遠心の補綴スペースを確保する計画とした。

治療経過：治療回数は全部で13ステージだった。

治療結果：脱離して治療まで期間が空いてしまったために5|のポジションが遠心に、|6は近心に傾斜しているため、脱離前から咬合が悪かったことが想像できる。カウンセリング時にはこの部分を矯正と補綴治療のコンビネーションで行うか、補綴治療のみで対応できる

PART2 咬合状態をベースとした治療難易度レベル別症例

●シミュレーションにもとづいて治療計画の手順を確認

①治療前の咬合状態（バイトセット） → **②最終位置（咬合と配列）** → **③IPR（歯間削合）** → **④アタッチメントとアライナー機能** → **⑤承認**

クリンチェック項目
最初の位置で表示されている3Dモデルが患者の咬合と一致しているか？

クリンチェック項目
・患者の主訴が改善されているか？
・審美的結果と咬合に問題はないか？
・患者と最終位置に満足しているか？

クリンチェック項目
・IPRが計画されている部位、量は適切か？
・先生の具体的な指示に従っているか？

クリンチェック項目
現在設置されているアタッチメントで、補綴歯や審美的理由などで、除去を希望するアタッチメントはないか？

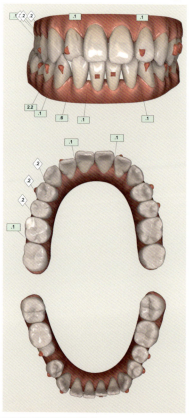
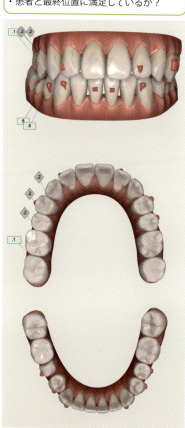
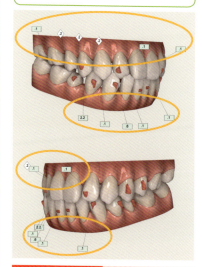
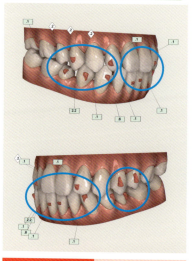

術者の診断コメント
顎位のズレはなかったため、ICPで咬合採得を行った。臼歯部及び前歯部にクロスバイトがあるため、矯正後に顎位が変わる可能性を考慮に入れ、注意して経過観察する必要がある。

術者の診断コメント
前歯部の叢生の改善と⑤の補綴スペースの改善を行った。

術者の診断コメント
上顎の叢生を改善するため、上顎のみIPRを最小限行った。

術者の診断コメント
アタッチメントにより、歯軸のコントロールを行った。

Point
大臼歯部がアンカーになるため、小臼歯の近心移動や遠心移動はスムーズに行いやすい。

図12-2　CASE12のクリンチェック分析。

● **最終補綴装置装着時**

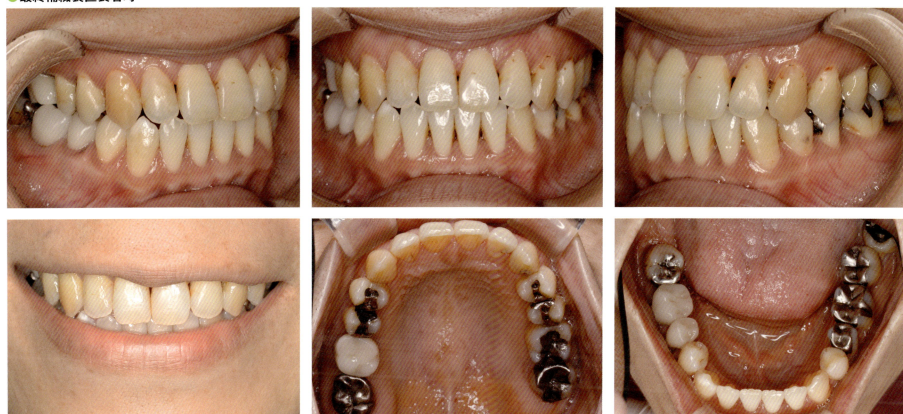

図12-3　矯正終了まで約5か月、最終補綴装置装着時。前歯部をもう少し矯正したいところだが、患者は満足している。

のかを見極めていく必要がある。大臼歯部の矯正を行うことで治療期間が少なくとも半年から1年延長してしまうからである。

本症例は下顎前歯部にはスペースがあったため、右側前歯部の交叉咬合部の改善もしやすいと診断した。痛みに弱い患者であったため、アタッチメントのセットはアライナーに慣れてもらった後、前歯部アライナー矯正を開始した。はじめの4枚のアライナーは2週間後に行うことで、アライナー交換時の痛みに慣れてもらった。5枚目からは1週間に1回の交換でも問題なくなった。5の近心移動はスムーズに行ったため、矯正終了後、補綴治療へと移行した。カップリングを回復させた状態でリテーナーを作成した。

もともと3級傾向の患者であるため、前歯部のカップリングが浅く後戻りしやすいこと、応力が臼歯部へかかりやすいことから、もう少し前歯部のカップリングの改善しないかと患者さんにカウンセリング中である。

PART2 咬合状態をベースとした治療難易度レベル別症例

Column 5 嘔吐反射の強い患者さんへの対処法

　印象を行う際、避けて通れないのが嘔吐反射です。PVS印象の場合、シリコン印象で行うため、どうしても硬化時間が長くなり、患者さんに苦しい思いをさせてしまっているのは否めません。

　そこで、当院（長尾）で工夫している方法を紹介します。嘔吐反射が起こる原因のインジェクションが奥に流れないようにパテタイプで外形印象をとります。その中にインジェクションタイプをトレーと口腔内に流し込み、印象を行うと、口腔内に溢れずに印象できます。上顎印象時に下顎のトレーを使うことで改善します。それでもやっぱり苦しいです。固まるまで長く感じます。それを解決してくれるのは、口腔内スキャナー（IOS）ではないでしょうか？

　当院では従来法のシリコン印象ではなくIOSに変更したことで患者さんの負担が軽減され、喜ばれています。ただし、開口障害のある患者さんには注意が必要です。この場合、カメラが入れば問題ないのですが、入らない場合、薄いトレーで概形印象してから模型をデジタル印象することもあります。顎関節が原因で開口障害のある患者さんに対しアライナー矯正を行うことでマウスピースの効果も加わり、症状が緩和し、正しい顎位へ再構成することが可能になった方もおられます。私はiTero エレメント 5Dを使用していますが、矯正だけでなく、補綴作成時にも使用しています。もちろん、補綴治療の最終印象採得時にも嘔吐反射は起こります。嘔吐反射によりマージンラインや個々の歯の形態が不鮮明になるリスクが高まりますが、IOSによるデジタル印象であれば、スティック状のカメラで歯をなぞるだけなので、嘔吐反射を和らげることができます。よくカメラの大きさを指摘されますが、どのスキャナーもあまり変わりません。持ち手の大きさと横幅によってそう感じているだけです。使ってみると意外に使いやすいことに気がつくはずです。私がiTero エレメント 5Dを選んだ理由は患者のコミュニケーションツールに役立てたかったからです。デジタル印象もそのデータを生かしきってナンボです。歯科技工士に送信するだけでいいのでしょうか？ 印象データから矯正カウンセリング、カリエスチェックといった患者とのコミュニケーションをひろげてくれるiTero エレメントとの組み合わせが無限に応用範囲を広げてくれます。

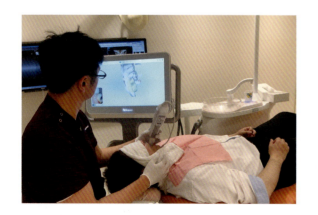

図1　患者の手足に力が入っているのがわかるだろうか？　この男性患者は重度の嘔吐反射があるため、印象採得が困難だったが、iTero エレメント 5Dによるデジタル印象ならある程度患者の負担軽減することができた。

PART 3

患者さんとのコンサルテーションに役立つ
前歯部アライナー矯正 Q&A

Q1 前歯部アライナー矯正の使い方は難しい？

　「アライナー」はマウスピース型の矯正装置であるため、着脱は患者でも容易に行えます。着脱に際し特別な器具も必要ありません。患者が1枚目のアライナーを使用開始する際には、しばらくの間、鏡を見ながら着脱を行うことをお勧めしますが、慣れてくると鏡を見なくとも容易にできるようになります。1日に20時間以上アライナーを装着するだけです。

　ただし、アライナー装着中は水以外のものを口に含むと、アライナーに色がついてしまう可能性があります。また、変形や破損の原因にもなりますので、食事の際には必ず取り外してください。歯磨きする際もアライナーは取り外して行ってください。

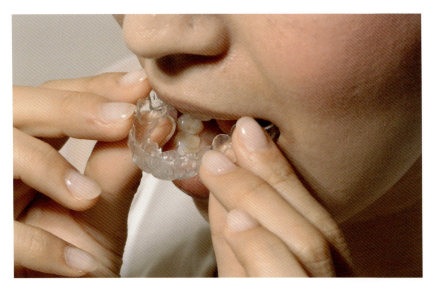

アライナー着脱の際、両手で左右両側をつかみ前方へひっぱるようにして外すとスムーズです。

Q2 痛みはあるの？

　ケースによって異なりますが、アライナー矯正の場合、痛みはあってもわずかなものです。

　1枚で動かす量は最大で0.25mmまでで、痛みというより、アライナー装着当初は窮屈感を覚えるかもしれません。ワイヤーを使用した矯正治療に比べ、歯にかかる力は弱いため痛みは出にくく、すぐに慣れる方のほうが多いです。

　また、アライナー装置の表面は滑沢で歯面に対して大きな突起物もないため、固定式のブラケットやワイヤーといった装置を用いた矯正治療に比べ、口腔内の異物感も装着当初から少なく、頬粘膜や口唇、舌に対する違和感も少ないです。

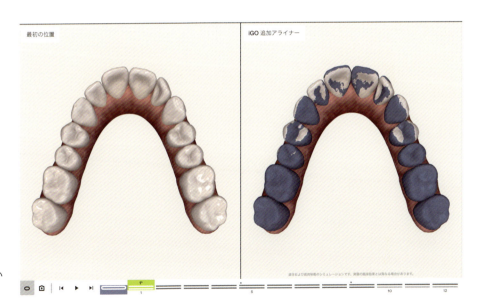

術前からどのくらい移動しているかを色で確認できるカラーマップ。右図の青色で表示されている部分は最初の位置から動いた状態（最大0.25mm）を表しています。

Q3 本当にマウスピースだけで動くの？

動きます。

アライナーを使用した矯正治療自体にも歴史はありますが、なかでもアライン社の「インビザライン Go システム」は世界で 600 万症例のアライナー治療（インビザライン・システム）による実績データに基づく治療装置です。

あらかじめクリンチェック・ソフトウェアで歯の動きを確認し、治療のゴールをシミュレーションします。その結果を元に個々の患者に適したアライナー装置を必要枚数作製（20 枚以内）し順次交換・装着します。ソフトウェアにてあらかじめシミュレーションすることにより、動ききらない部分は事前に確認することが可能です。

また、ケースアセスメントとして「インビザライン Go システム」による治療に適した症例かどうかを識別するためのアプリ＊も提供されています。お手持ちのスマートフォンなどで顔貌及び口腔内の写真を撮影することによりアプリ上で治療難易度が評価され、インビザライン Go システムによる治療を行うかどうかの目安にすることが可能です。＊（Invisalign Photo Uploader）

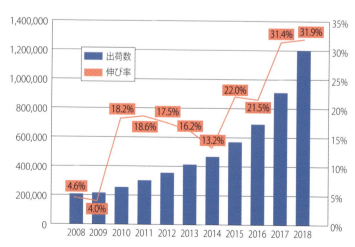

アライナー矯正もしくはインビザライン等のアライナー矯正の 10 年間のケース数移行グラフ。ここ数年で一気に伸びているのは 600 万症例のビッグデータをもとにしたコンピュータアルゴリズムの恩恵により、治療法や歯の動きをサポートしてくれるところが大きいです（図表はアライン社のリリース資料より掲載）。

Q4 しゃべりにくくはない？人からは見えない？

　装着当初はしゃべりにくいと感じる方もいらっしゃるようですが、通常はすぐに慣れます。有名な歌手もアライナーをつけたままコンサートで歌ったりしています。もししゃべりづらかったとしても治療期間中だけです。

　また、透明な装置なので人からはほぼ見えず、装着した状態でも目立つことはありません。重要なビジネスシーンなどの際には必要に応じて簡単に取り外せます。

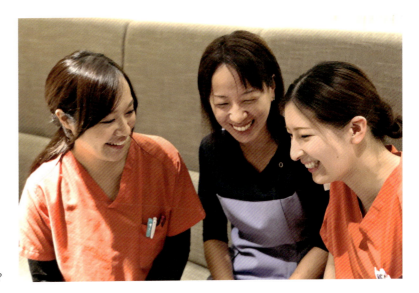

さて、3人のうちだれがアライナー矯正中か、わかりますか？

PART3 患者さんとのコンサルテーションに役立つ前歯部アライナー矯正 Q&A

Q5 寝ている間に はめるだけでいい？

　アライナー治療は1日20時間以上の装着が必要です。
　装着している時間より外している時間が長いと歯が動いていきません。
　ちなみに、ブラケット及びワイヤーを用いた矯正治療では24時間装置を付けておく必要があります。それに比べれば、前歯部アライナー矯正のほうが短時間といえます。

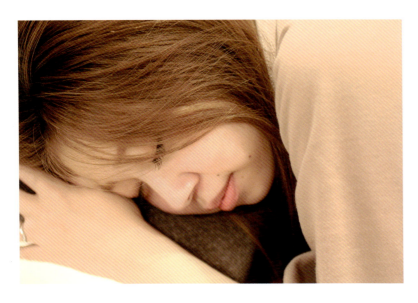

寝ている時だけでも動くことはありますが、コントロールできないため、時間と費用がかかります。プロトコル通りにすることをおすすめします。

Q6 前歯だけの矯正ってできるの？

できます。

前歯部だけの治療だと短期間で終わります。

さらに歯並びがよくなることで、スマイルラインが整うと笑った時のお顔立ちがとても爽やかになります。口腔衛生の向上にもつながります。

ただし、全顎的な矯正治療を希望する方や、全顎治療の適応ケースとなる方は矯正歯科医へ紹介のうえ、その他の矯正方法をお勧めください。

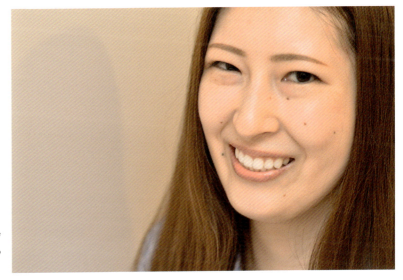

口もとを隠す日本人はとても多く、これは口もとへのコンプレックスが知らず知らずのうちに行動に現れてしまっているのではないでしょうか。歯の角度や位置を少し調整するだけでも印象が大きく変わり、自信につながります。

Q7 アライナーが割れたり壊れたりすることはないの？

　1つのアライナーは1～2週間しか使いません。

　そのため、通常の取り扱いでは割れたり壊れたりすることはありません。

　丁寧に扱っていて壊れた場合には無料で交換が可能な場合もあります。

　意図的に壊した場合や紛失した場合などは、アライナーの再作製に別途料金が発生することもあります。

　なお、新たなステップのアライナーを装着した場合でも、ひとつ前のステップで使用していたアライナーは捨てずに保管するようにしてください。状態によっては再度使用する場合があります。

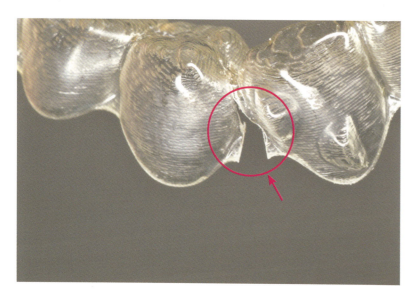

アタッチメント後方、とくに犬歯―小臼歯間で破折が多いです。破折リスク回避のため、アライナーの左右両側をもって外すよう、患者さんに指導しましょう。

Q8 シミュレーション通り歯が動かないことはある？

あります。

ただし、もし動ききらない歯があった場合はクリンチェックによる新しい治療計画とアライナーを作成することによって治療開始時に設定したゴールの達成がトライできます。

治療期間内において2回までのアライナー再作製は無償で対応可能となっており、3回目以降は有償となります*（*2019年7月時点でのアライン社情報）。

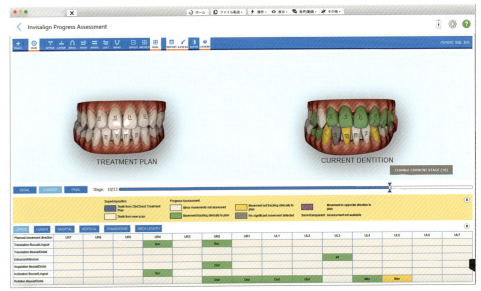

iTero エレメントの機能、プログレス・アセスメントの一例。それぞれの歯が動いているか色分けされているので、視覚的に理解できます。

Q9 アライナーによる矯正をすることでどんなメリットがあるの？

　マウスピース型矯正装置であるアライナーは、透明に近い素材を使用し製作するため、装着していても目立ちにくい、自分で着脱可能で患者さんが治療方法を受け入れてくれやすい、金属アレルギーの心配も不要などのメリットが挙げられます。

　また、可撤式装置であることにより、ブラケットやワイヤーを利用した固定式装置に比べ、口腔内のお手入れもしやすく、装置自体のお手入れも簡便に行えます。治療期間中のカリエスリスクの心配もなく、アライナー装置自体も1〜2週間で交換していくため、より衛生的な状態で治療を行うことが可能です。

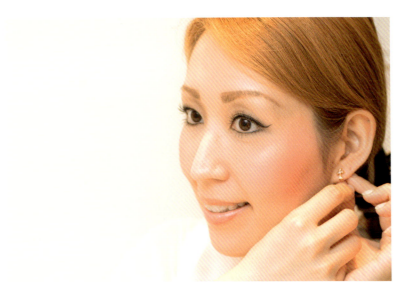

金属アレルギーのために、矯正治療をあきらめていませんか？　アライナー矯正は金属を使用していないため、金属アレルギーがあっても治療可能です。

Q10 アタッチメントはつける必要があるの？

　アタッチメントにはさまざまな機能があります。歯の挺出や圧下だけでなく、リトラクションや回転、ルートコントロールも可能になりました。

　どの歯にどのアタッチメントの機能をもたせるかによって歯の動きや治療期間をコントロールしています。

　種類や機能の詳細については、下図のアタッチメントプロトコルを参照してください。

移動様式	自動設置サイズ及び部位	例
ルートコントロール（上顎中切歯および側切歯 *）	ルートコントロール用最適アタッチメント	
ルートコントロール（上下顎犬歯）	ルートコントロール用最適アタッチメント	
ルートコントロール（上下顎小臼歯 **）	ルートコントロール用最適アタッチメント	
マルチプレーン（多面方向）（上顎側切歯）	マルチプレーン最適機能：唇側へ最適アタッチメント及び必要に応じて舌側へのプレッシャーポイントを加工	
犬歯回転	回転用最適アタッチメント：5度以上回転している犬歯及び小臼歯へ最適アタッチメントを設置	
小臼歯回転		

移動様式	自動設置サイズ及び部位	例
前歯部挺出（一歯および複数歯）	挺出用最適アタッチメント：0.5mm 以上挺出している前歯（切歯及び犬歯）へ最適アタッチメントを設置	
前歯の圧下（小臼歯の回転またはルートコントロールをともなわない場合）	左右第一小臼歯に咬合面方向の傾斜アタッチメント（1mm 厚）を水平に設置（片側につき 1 つ）	
前歯の圧下（小臼歯の回転またはルートコントロールをともなう場合）	咬合面方向の傾斜アタッチメント（1mm 厚）を水平に設置。ただし、回転またはルートコントロールが必要な小臼歯には、最適アタッチメントを設置。第一第二小臼歯が両歯とも回転またはルートコントロールの移動をともなう場合は、水平の咬合面方向の傾斜アタッチメントは設置されない	

 * 上顎側切歯の頬側面にルートコントロール用最適アタッチメントが1つと唇側及び舌側に最大2つのプレッシャーポイントが加工される。

 ** 2つのアタッチメントを設置するにあたり、小臼歯の歯面スペースが不十分、あるいは治療期間全体にわたっての干渉が想定される場合、頬側面にルートコントロール用最適アタッチメントが1つとプレッシャーポイントが加工される。（図はアライン社より許可を得てパンフレットより引用）

PART3 患者さんとのコンサルテーションに役立つ前歯部アライナー矯正 Q&A

Q11 アタッチメントがとれてしまった場合はどうするの？

　歯面に対して適切な処理操作によりアタッチメントを装着した場合、それほど容易にアタッチメントが外れてしまうことはありません。

　万が一、外れてしまった場合には、どの部位が脱離したのかを確認します。矯正用ブラケットは歯面から脱離した場合、ワイヤーに結紮された状態で口腔内に残存する場合も多いですが、アタッチメントは非常に小さいため、脱離した場合でも見た目があまり変わらず、痛みもないため、患者自身も気づいていない場合があります。

　歯牙移動を達成するためのアタッチメントはたいへん重要になりますので、再度アタッチメントを装着するため、アタッチメント用のテンプレートを注文しアタッチメントの再装着を行うようにします。

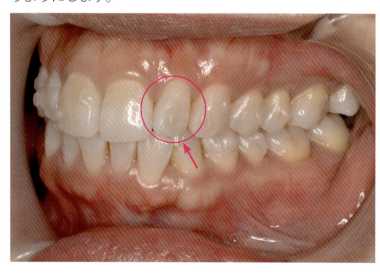

⎿2のアタッチメントがとれてしまっています。

Q12 日頃どのようなお手入れすればいいの？

　アライナーは着脱前に、やわらかい歯ブラシを使用し、水と少量の歯磨き粉で毎回洗浄してください。歯にアライナーを装着した状態でアライナーの外側を磨いた後、取り外してから内側を洗うと、より簡単に洗浄できます。アライナー洗浄後は、必ず十分にすすいでください。

　また、クリーニング製品を週1回、または必要に応じて使用することをお勧めします。アライナーの洗浄に義歯洗浄剤を使用すること、またはマウスウォッシュに浸すことは、行わないでください。これらの製品はアライナーの表面を傷つけ、アライナーの透明感が失われて目立つ原因となります。アライナーを取り外している際は、紛失や破損を防ぐため、アライナーの専用ケースに入れ保管してください。

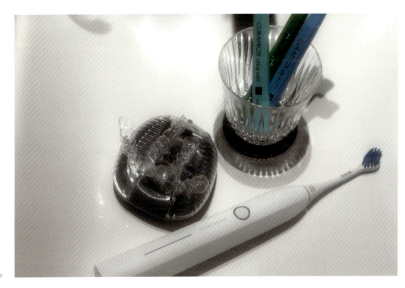

歯とアライナーをクリーニングしてからアライナーをセットしましょう。

あとがき

　本書においては、前歯部アライナー矯正の導入から実践に至るまでの流れを掴んでいただけるよう執筆させていただきました。これまでの矯正治療の概念に加えて、矯正治療後の後戻りを認めるケースやインプラント併用症例への応用などにも比較的容易に適応できることがご理解いただけたかと思います。

　これからの時代、患者サイドからの審美的要求は、より一層増大することが予想されます。と同時にこれまでの矯正治療と比べて安価でスピーディーな前歯部アライナー矯正の需要は増すばかりだと思います。また、AIの進化はとどまらず、その元となる症例が増すにつれさらなるビッグデータとなり、デジタルソフトウェアでの分析力が向上し続けていることも明白です。この新しいツールは、読者の歯科医院の患者さんの健康で美しい口腔の実現に不可欠なものとなるでしょう。とくに一般開業医が矯正治療を必要とする場面はアンテリアガイダンスを確立するために前歯部叢生やフレアーアウトの改善を目的にすることが多いため、前歯部アライナー矯正を用いることで、少しでも多くの臨床家のお力になれたら幸いです。

　今回執筆の機会を与えてくださったクインテッセンス出版株式会社会長・佐々木一高氏はじめ同社社長・北峯康充氏には御礼申し上げます。また、執筆に際し多くの症例や助言をくださったJAIDの先生方、師事する五十嵐一先生、臨床にエビデンスをと論文を精査してくださった森本太一朗先生、そしてこの本の構想のために自らアライナー矯正を始めてくださったクインテッセンス出版の山形篤史氏と、私を支え続けてくれた江森かおり氏には感謝申し上げます。

2019年7月吉日

ながお歯科クリニック

長尾龍典

参考文献

1. Abbate GM, Caria MP, Montanari P, Mannu C, Orrù G, Caprioglio A, Levrini L. Periodontal health in teenagers treated with removable aligners and fixed orthodontic appliances. J Orofac Orthop 2015；76（3）：240-250.

2. Azaripour A, Weusmann J, Mahmoodi B, Peppas D, Gerhold-Ay A, Van Noorden CJ, Willershausen B. Braces versus Invisalign® : gingival parameters and patients' satisfaction during treatment : a cross-sectional study. BMC Oral Health 2015；15：69.

3. Castroflorio T, Bargellini A, Lucchese A, Manuelli M, Casasco F, Cugliari G, Cioffi I, Deregibus A. Effects of clear aligners on sleep bruxism: randomized controlled trial. J Biol Regul Homeost Agents 2018；32（2 Suppl 2）：21-29.

4. Elhaddaoui R, Qoraich HS, Bahije L, Zaoui F. Gouttières orthodontiques et résorption radiculaire : revue systématique. Int Orthod 2017；15（1）：1-12.

5. Garib DG, Calil LR, Leal CR, Janson G. Is there a consensus for CBCT use in Orthodontics?. Dental Press J Orthod 2014；19（5）：136-149.

6. Gay G, Ravera S, Castroflorio T, Garino F, Rossini G, Parrini S, Cugliari G, Deregibus A. Root resorption during orthodontic treatment with Invisalign® : a radiometric study. Prog Orthod 2017；18（1）：12.

7. Ke Y, Zhu Y, Zhu M. A comparison of treatment effectiveness between clear aligner and fixed appliance therapies. BMC Oral Health 2019；19（1）：24.

8. Lagravère MO, Flores-Mir C. The treatment effects of Invisalign orthodontic aligners : a systematic review. J Am Dent Assoc 2005；136（12）：1724-1729.

9. Littlewood SJ, Tait AG, Mandall NA, Lewis DH. The role of removable appliances in contemporary orthodontics. Br Dent J 2001；191（6）：304-306, 309-310.

10. Littlewood SJ, Kandasamy S, Huang G. Retention and relapse in clinical practice. Aust Dent J 2017；62（Suppl 1）：51-57.

11. Phan X, Ling PH. Clinical limitations of Invisalign. J Can Dent Assoc 2007；73（3）：263-266.

12. Schaefer I, Braumann B. Halitosis, oral health and quality of life during treatment with Invisalign® and the effect of a low-dose chlorhexidine solution. J Orofac Orthop. 2010；71（6）：430-441.

13. Zheng M, Liu R, Ni Z, Yu Z. Efficiency, effectiveness and treatment stability of clear aligners : A systematic review and meta-analysis. Orthod Craniofac Res 2017；20（3）：127-133.

14. Sandra Tai. Clear Aligner Technique. Chicago：Quintessence Pub Co, 2018.

15. Flügge TV, Schlager S, Nelson K, Nahles S, Metzger MC. Precision of intraoral digital dental impressions with iTero and extraoral digitization with the iTero and a model scanner. Am J Orthod Dentofacial Orthop 2013；144（3）：471-478.

16. Bolton WA. Disharmony in tooth size and its relation to the analysis and treatment of malocclusion. Angle Orthod 1958；28：113-130.

17. Michael Cohen（編）．インターディシプリナリー治療計画（改訂版）．プリンシプル, デザイン, インプリメンテーション．東京：クインテッセンス出版, 2010.

監修・著者略歴
（敬称略）

長尾龍典（ながお・たつのり）

ながお歯科クリニック
（京都府）院長

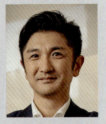

主な所属・役職
ICOI (International Congress of Oral Implantologists) 日本支部幹部役員・指導医，JAID 常務理事，EN の会理事

岩城正明（いわき・まさあき）

いわき歯科医院
（埼玉県）院長

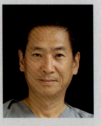

主な所属・役職
JAID (Japanese Academy For International Dentistry) 会長，ICOI 指導医・日本支部理事，日本口腔インプラント学会専門医

新井聖範（あらい・きよのり）

医療法人 artistic dental clinic
（大阪府）理事長

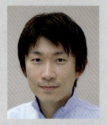

主な所属・役職
JAID 常務理事，ICOI 指導医・日本支部幹部役員，厚生労働省歯科医師臨床研修指導歯科医

五十嵐一（いがらし・はじめ）

医療法人五十嵐歯科医院（京都府）理事長

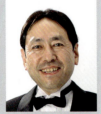

主な所属・役職
ICOI 日本支部専務理事，ISO (International Society of Osseointegration) 主幹，JAID 顧問

鈴木仙一（すずき・せんいち）

医療法人社団ライオン会ライオンインプラントセンター（銀座・町田・海老名）理事長

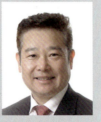

主な所属・役職
日本大学松戸歯学部臨床教授，コロンビア大学学部長付国際理事，ICOI 世界会長

脇田雅文（わきた・まさふみ）

わきた歯科医院・わきたインプラント矯正歯科室（神奈川県）院長

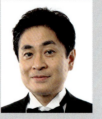

主な所属・役職
日本大学松戸歯学部臨床教授，コロンビア大学学部長付国際理事，JAID 顧問

森本太一朗（もりもと・たいちろう）

森本歯科
（福岡県）院長

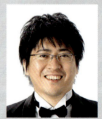

主な所属・役職
九州大学歯学部インプラント・義歯補綴科大学院共同研究員，日本口腔インプラント学会会員

執筆協力者略歴
（敬称略）

池田 寛（いけだ・ゆたか）
医療法人池田会（西大島・北砂・東陽町）理事長

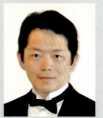

主な所属・役職
ICOI 指導医・日本支部理事，JAID 常務理事

石井宏明（いしい・ひろあき）
医療法人社団 ITS（新宿・品川・勝どき・大手町）理事長

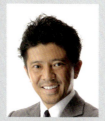

主な所属・役職
ICOI 指導医・日本支部幹部役員，日本歯周病学会認定医，歯学博士

大槻克彦（おおつき・かつひこ）
医療法人社団 happy teeth（中目黒・町田・向ヶ丘遊園）理事長

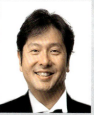

主な所属・役職
インディアナ大学歯学部歯周病学インプラント科客員講師，米国財団法人野口医学研究所理事

落合久彦（おちあい・ひさひこ）
医療法人社団雄久会（恵比寿・新宿・豊洲・田町）理事長

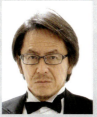

主な所属・役職
コロンビア大学学部長付国際理事，ICOI 指導医・日本支部常務理事，歯学博士

小野瀬弘記（おのせ・ひろき）
医療法人社団弘快会（新宿・龍ヶ崎）理事長

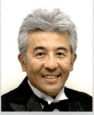

主な所属・役職
JAID 常務理事，ICOI 指導医・日本支部幹部役員

川口和子（かわぐち・かずこ）
KLT メモリアル歯科インプラントセンター（静岡県）院長

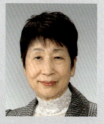

主な所属・役職
ICOI 日本支部常務理事，日本口腔インプラント学会専門医・指導医，コロンビア大学学部長付国際理事

庄野太一郎（しょうの・たいちろう）
医療法人庄野歯科診療所 庄野歯科インプラントセンター（徳島県）理事長

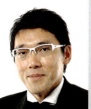

主な所属・役職
ICOI 日本支部常務理事，ISO 理事，JAID 副会長

中島航輝（なかじま・こうき）
医療法人社団世航会（東京都港区・中央区・新宿区・目黒区・世田谷区・豊島区・江東区・渋谷区に計16医院）理事長

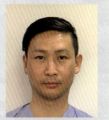

主な所属・役職
昭和大学歯学部歯科矯正学講座兼任講師，明海大学歯学部補綴学講座客員講師，歯学博士

長谷川孝（はせがわ・たかし）
医療法人社団長谷川歯科医院（兵庫県）理事長

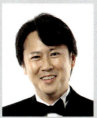

主な所属・役職
ICOI 指導医・日本支部理事，JAID 専務理事

林 昭利（はやし・あきとし）
医療法人社団因幡会（汐留・大井町・中野・新宿御苑・武蔵小杉・赤羽・川口・武蔵浦和・東大宮）理事長

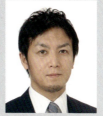

主な所属・役職
ICOI 指導医・日本支部幹部役員，プティサストラ大学客員教授，アメリカ歯周病学会会員

村松弘康（むらまつ・ひろやす）
医療法人社団むらまつ歯科（兵庫県）理事長

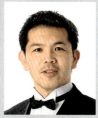

主な所属・役職
ICOI 指導医・日本支部理事，JAID 副会長

クインテッセンス出版の書籍・雑誌は、歯学書専用
通販サイト『**歯学書.COM**』にてご購入いただけます。

PCからのアクセスは…
歯学書 検索

携帯電話からのアクセスは…
QRコードからモバイルサイトへ

QUINTESSENCE PUBLISHING
日本

患者さんの笑顔を最大限引き出す
前歯部アライナー矯正導入・実践編

2019年9月10日　第1版第1刷発行

監　　著　　長尾龍典／岩城正明／新井聖範

著　　者　　五十嵐 一／鈴木仙一／脇田雅文／森本太一朗

執筆協力者　池田　寛／石井宏明／大槻克彦／落合久彦／小野瀬弘記／
　　　　　　川口和子／庄野太一郎／中島航輝／長谷川 孝／林　昭利／
　　　　　　村松弘康

発 行 人　　北峯康充

発 行 所　　クインテッセンス出版株式会社
　　　　　　東京都文京区本郷3丁目2番6号　〒113-0033
　　　　　　クイントハウスビル　電話(03)5842-2270(代表)
　　　　　　　　　　　　　　　　　(03)5842-2272(営業部)
　　　　　　　　　　　　　　　　　(03)5842-2280(編集部)
　　　　　　web page address　　https://www.quint-j.co.jp/

印刷・製本　　株式会社創英

©2019　クインテッセンス出版株式会社　　　　禁無断転載・複写
Printed in Japan　　　　　　　　　　　　　落丁本・乱丁本はお取り替えします
ISBN978-4-7812-0699-8　C3047　　　　　　定価はカバーに表示してあります